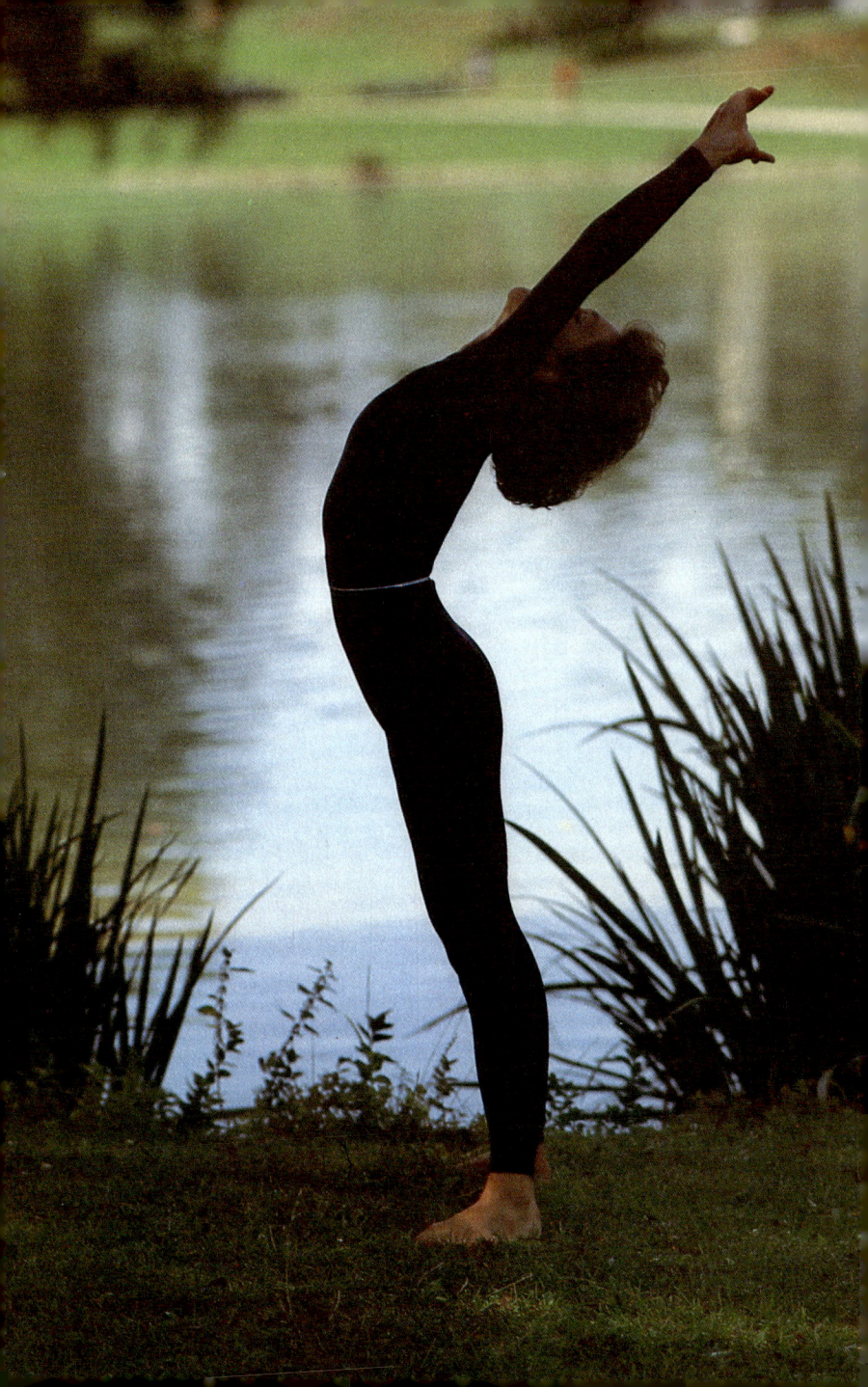

Dagmar Sternad

Richtig Stretching

Dritte Auflage

BLV Sportpraxis

CIP-Titelaufnahme der Deutschen Bibliothek

Sternad, Dagmar:
Richtig Stretching / Dagmar Sternad.
[Alle Fotos von Dieter Birkner]. – 3. Aufl. –
München; Wien; Zürich: BLV, 1989
   (BLV-Sportpraxis; 247)
   ISBN 3-405-13323-8
NE: GT

Alle Fotos und Titelfoto
von Dieter Birkner
Grafik: Barbara v. Damnitz

BLV Verlagsgesellschaft mbH
München Wien Zürich
8000 München 40

BLV Sportpraxis 247

© 1987 BLV Verlagsgesellschaft mbH,
München 1989

Satz und Druck: Appl, Wemding
Bindung: Großbuchbinderei Monheim

Printed in Germany · ISBN 3-405-13323-8

Inhalt

Einleitung

Was ist Stretching?

Stretching von *to stretch* heißt dehnen oder strecken – das ist den meisten sicherlich bereits bekannt. Aber wieso dann unbedingt das dem Englischen entlehnte »Stretching« und nicht ganz einfach »Dehnen«? Unterwerfen wir uns einmal mehr der amerikanischen Fitness-Industrie? Oder ist damit vielleicht eine speziell für den Hochleistungssport entwickelte Trainingsmethode gemeint? Oder ist es nicht doch »schon immer dagewesen«?

Es ist verständlich, wenn uns Skepsis und mögliche Vorurteile glauben lassen, daß uns hier wieder eine angeblich »neue« amerikanische Sportart präsentiert wird. Aber nicht alles »Neue« ist alt und »schon immer dagewesen«.

Stretching, das einst im Fahrwasser von Aerobic auf den deutschen Fitness- und Freizeitmarkt kam, hat zu Recht allen Kommerzialisierungsversuchen getrotzt und sich behaupten können. Längst wird es nicht mehr belächelt, wenn ein Parkläufer sich »stretcht«, und es wird nicht mehr in Frage gestellt, daß Profisportler das Stretching in ihr Konditionsprogramm integrieren sollen. Längst weiß jeder, daß nicht nur schweißtreibendes Ausdauertraining, sondern auch ein verinnerlichtes Entspannen Erholung und Ausgleich bringt.

Die Besonderheit von Stretching, vielleicht sogar seine Faszination, besteht darin, daß es von den modernen trainingswissenschaftlichen Erkenntnissen eine Brücke zu uralten, elementaren Bewegungsformen schlägt und mit dieser Verbindung von Altem und Neuem genau den gewandelten Bedürfnissen unserer heutigen Gesellschaft entgegenkommt.

Wie das zu verstehen ist, soll auf den folgenden Seiten zur Sprache kommen. Aber bevor viele Worte *über* Stretching verloren werden, *stretchen Sie sich erst einmal selbst!*

Dazu greifen wir eine ganz einfache Übung heraus (Grundübung 2, s. Seite 38), die jeder, ohne Vorbereitung, gleich jetzt beim Lesen ausprobieren kann.

▶ Setzen Sie sich mit ganz gerader *Haltung* auf dem Stuhl zurecht.

▶ Nun Schultern und Arme ganz schwer und *entspannt* hängen lassen.

▶ Tief und ruhig *atmen.*

▶ Mit dem Ausatmen den Kopf mit Blick nach vorne *langsam* zur rechten Seite legen.

▶ In dieser Stellung *verbleiben* und ruhig weiteratmen.

▶ Die Dehnung nun etwas verstärken, indem die linke Schulter leicht nach unten zieht. Der Zug sollte immer noch als *angenehm* empfunden werden.

▶ Richten Sie den Kopf *langsam* wieder gerade und wiederholen Sie die Übung zur anderen Seite.

6

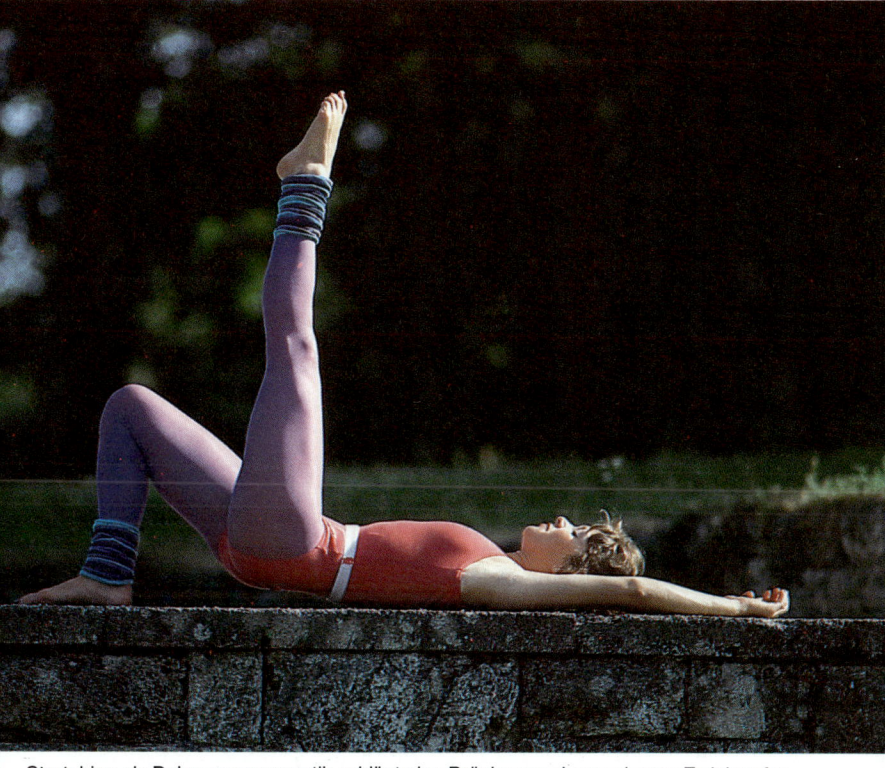

Stretching als Dehnungsgymnastik schlägt eine Brücke von der modernen Trainingsforschung hin zu alten Bewegungsformen, bei denen Entspannung und auch Verinnerlichung eine wichtige Rolle spielen.

Fühlen Sie die leichte Spannung am Hals, wie es in der Muskulatur arbeitet und wie sich Wärme ausbreitet? Wenn Sie eine gewisse Zeit in dieser Position verbleiben, spüren Sie vielleicht, wie das Ziehen sogar nachläßt. Merken Sie, wie Sie durch bestimmte Hinweise – wie hier das Gegenziehen mit der Schulter – die Dehnung fühlbar verstärken, verändern und sich vor allem auch bewußtmachen können? Wie ruhiges Atmen die Entspannung der gedehnten Muskeln fördert und daß sich nach dem Dehnen ein warmes, entspanntes Gefühl ausbreitet?

Doch wahrscheinlich braucht all das noch etwas Übung, ausführlichere Anleitung und einen etwas tieferen Einblick. Genau dabei will dieses Buch helfen.

Einleitung

Dehnen – und noch mehr

Stretching ist also eine Form von Körperübungen, mit welchen in erster Linie die Muskeln gedehnt und die Gelenke beweglich gehalten werden. Stretching ist aber dennoch nicht gleichbedeutend mit Dehnen, da die Trainingslehre mehrere Dehnmethoden unterscheidet, Stretching aber nach einer ganz bestimmten Methode vorgeht. Die Dehnungsübungen, so wie man sie aus der traditionellen Gymnastik kennt, sind *dynamische*, federnde Bewegungen, die leider allzuoft in verkrampftes Zerren ausarten. Stretching hingegen geht *statisch* vor, was bedeutet, daß die Dehnungsstellung einige Zeit beibehalten wird.

> Mit Stretching bezeichnet man gehaltenes Dehnen.

Nach neueren Erkenntnissen in der trainingswissenschaftlichen Forschung bringt diese Methode die größeren Vorteile für eine geschmeidige Muskulatur; daher wird sie mittlerweile zunehmend im Leistungssport zur Verbesserung der sportlichen Technik wie auch zur Verletzungsvorbeugung eingesetzt. Für den sportlichen Anfänger ist es der schonendere und damit körpergerechtere Weg, seinen Körper zu dehnen.
Stretching aber bedeutet noch we-

sentlich mehr als nur ein Dehnen der Muskulatur. In seiner ruhigen Ausführung fördert es auf ideale Weise die körperliche, geistige und auch seelische *Entspannung* – und gerade dies ist ein überaus wichtiger Faktor in einem Alltag, der immer mehr Anspannung rund um die Uhr fordert.
Gegenüber den rein meditativen Entspannungstechniken hat Stretching dazu den Vorteil, daß die konkret fühlbaren Dehnungen es erleichtern, die Gedanken weg von Alltagsproblemen hin zum eigenen Körper zu lenken.
So wirkt Stretching beruhigend und entkrampfend, was sich seinerseits wieder positiv auf die Dehnungsfähigkeit der Muskulatur auswirkt.

> Stretching fördert die Entspannung.

In enger Wechselwirkung zur Entspannung steht die *Atmung*. Versuchen Sie nur einmal, bewußt tief einzuatmen und dann ganz langsam die Luft wieder ausströmen zu lassen. Sie werden erstaunt sein, wie beruhigend ein einziger solcher Atemzug wirkt. Kurzatmigkeit ist ein untrügliches Zeichen für Hast, Unruhe und Unausgeglichenheit. Genauso wie das bewußte Entspannen ist auch das tiefe, freie Atmen keine Selbstverständlichkeit mehr. In Verbindung mit dem Ent-

Dehnen – und noch mehr

spannen kann Stretching die Atemtechnik schulen. Hinzu kommt, daß Stretching-Übungen mögliche Verspannungen und Versteifungen des Brustkorbes lösen und so den Weg für ein natürliches und erfrischendes Atmen bereiten.

Stretching verbessert die Atemtechnik.

Ein letzter, aber ganz wesentlicher Gesichtspunkt, dem oft viel zu wenig Aufmerksamkeit geschenkt wird, ist die *Körperwahrnehmung* oder auch das *Körperbewußtsein.* Grundlage einer natürlichen und gesunden Lebensweise ist es, im Einklang mit seinem Körper zu leben und auf die Signale seines Körpers zu hören. Dafür muß man jedoch seinen Körper zuerst spüren, und hierzu sind leider viele Menschen heute nicht mehr in der Lage. Bei stundenlangem Sitzen im Büro oder im Auto und den wenigen, oft stereotypen Alltagsbewegungen versinkt der Körper in eine Taubheit, aus der er nur noch bei Schmerzen erwacht.
Mit Stretching kann man seinen Körper wieder fühlen und erleben lernen, ja neu entdecken. Durch diese speziellen Dehnübungen wird die Tiefensensibilität geweckt und damit der Kontakt zum Körper wieder hergestellt. Diese vielfach ungewohnten Körperübungen er-

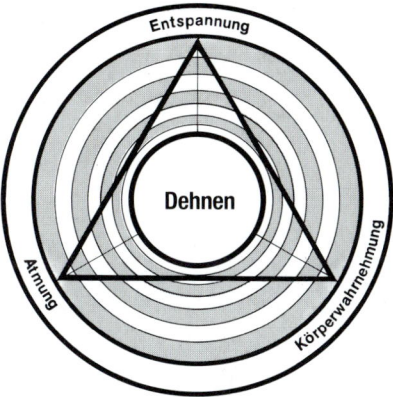

Abb. 1 Stretching: Dehnen im Spannungsfeld von Atmung, Entspannung und Körperwahrnehmung

weitern außerdem das Bewegungsspektrum und verbessern damit die Ausdrucksfähigkeit und die »Sprache« des Körpers.

Stretching fördert die Körperwahrnehmung und verbessert den Körperausdruck.

Ausdrucksstarke, geschmeidige Bewegungen strahlen eine wohltuende Harmonie zwischen Körper und Geist aus und sind auf eine natürliche Weise schön.

9

Anatomie und Physiologie

Stretching kann nicht nur die Leistung von Sportlern verbessern, es kann auch sportlich gänzlich Ungeübten zu Wohlbefinden und Vitalität verhelfen. Unabhängig von Alter, Leistungs- und Trainingszustand bringt Stretching Vorteile für jeden.

Daß dies keineswegs ideologisch verbrämte Heilsversprechungen sind, soll ein Einblick in die physiologischen und anatomischen Zusammenhänge zeigen. Aber auch für die bewußte Ausführung und das nötige Feingefühl bei Stretching ist ein Verständnis dieser Zusammenhänge hilfreich.

Im folgenden wird die Wirkungsweise von Stretching auf

- Gelenke und Bänder,
- Muskeln, Sehnen, Bindegewebe,
- das Nervensystem und
- die Atmung

beschrieben. Aufbauend auf einer kurzen allgemeinen Einführung sollen die jeweiligen Einflußmöglichkeiten von Stretching erläutert werden.

Gelenke und Bänder

Die vielfältigen Bewegungen unseres Körpers sind nur durch die unzähligen Gelenke möglich, die unser Knochenskelett zu einer funktionalen Gliederkette zusammenfügen. Welche Bedeutung jedes einzelne Gelenk für uns hat, wird uns vor allem bei einer Verletzung bewußt; so legt ein Gipsverband zwar oft nur ein Gelenk still, schränkt aber unseren Aktionsradius und unsere Beweglichkeit erheblich ein. Da die Funktionsfähigkeit eines Gelenks direkt von seiner Beanspruchung abhängt, ist Bewegung und Beweglichkeit lebensnotwendig. Wird ein Gelenk nur mangelhaft, einseitig oder überhaupt nicht belastet, büßt es zunehmend an Beweglichkeit ein und versteift am Ende. Stretching ist eine ausgewogene Form der Bewegung, da es alle Gelenke behutsam und über das alltägliche Bewegungsmaß hinaus beansprucht.

Aufbau eines Gelenks

Ein Gelenk ist die bewegliche Verbindung von zwei Knochen. Die Knochenenden sind von einer festen Knorpelschicht überzogen, die ein Gleiten der Gelenkflächen aufeinander ermöglicht und die Knochensubstanz dabei schützt. Eine Kapsel aus festem Bindegewebe umschließt und schützt den Gelenkspalt. An der Kapselinnenschicht, die viele kleine Faltungen und Ausstülpungen aufweist, wird eine Flüssigkeit (Synovia) produziert und in den Gelenkspalt abgegeben; diese »Gelenkschmiere« vermindert den Reibungswiderstand an den Gleitflächen. Die

10

Gelenke und Bänder

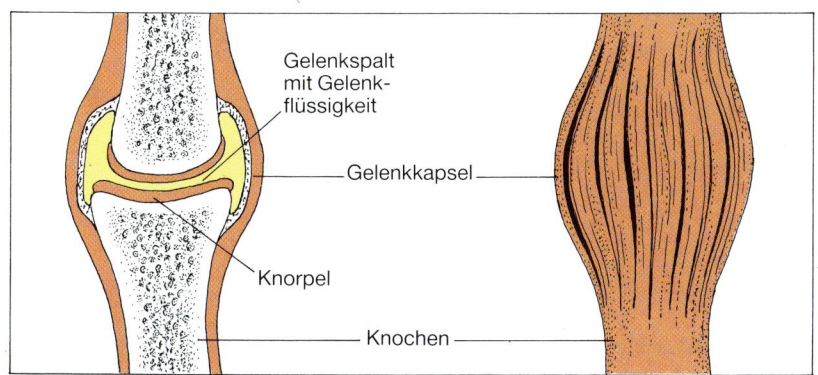

Gelenkspalt mit Gelenkflüssigkeit

Gelenkkapsel

Knorpel

Knochen

Abb. 2 Schematisierter Aufbau eines Gelenks.

Außenschicht der Gelenkkapsel ist fest mit den Bändern verwachsen, die dem Gelenk die notwendige Stabilität verleihen (Abb. 2).

Wirkungsweise von Stretching

- Es stellt einen Ausgleich bei einseitiger und mangelnder Belastung dar,
- beugt bei degenerativem Funktionsverlust im Alter vor und
- optimiert die Beweglichkeit der Gelenke – gleichermaßen wichtig für Leistungs- und Freizeitsportler.

Zunächst stimuliert Stretching, wie auch jede andere Art von Bewegung, die Produktion der Synovia und »schmiert« somit das Gelenk.

In ganz besonderem Maße aber aktiviert Stretching durch die langsamen Gleitbewegungen mit ihren sanften Druckveränderungen die Versorgung der Knorpelschicht. Bei eingeschränkter Bewegung oder Inaktivität bildet sich das Knorpelgewebe wegen mangelnder Versorgung zurück und vermindert damit die mögliche Schwingungsweite. Stretching kann eine solche Rückbildung des Knorpelüberzugs verhindern und dazu beitragen, eine optimale Bewegungsamplitude zu erhalten. Aus dem gleichen Grunde lassen auch einseitige Stoßbelastungen, wie sie z. B. beim Laufen auftreten, die Knorpelschicht spröde und dünn werden. Stretching kann daher ein Lauftraining ideal ergänzen (s. auch Seite 94 ff.).

Die gefältelte Innenwand der Kapsel neigt im Alter zur Verkalkung und es besteht die Gefahr, daß sich

11

Anatomie und Physiologie

freie Gelenkkörper bilden, die das Gelenkspiel schmerzhaft einengen. Stretching hält die Gewebestrukturen von Kapsel und Bändern elastisch und kann solchen Alterserscheinungen vorbeugen.

Muskeln, Sehnen, Bindegewebe

Die Muskulatur steht im Mittelpunkt des Interesses bei Stretching, da hier die größte Einflußmöglichkeit eines Dehnungstrainings liegt. Um die Wirkung und später die Vorgehensweise von Stretching zu verstehen, soll kurz auf die Mikrostruktur der Muskeln eingegangen werden.

Anatomischer Aufbau

Bei Betrachtung eines **Skelettmuskels** unter dem Mikroskop ist zu erkennen, daß er sich aus vielen, parallel verlaufenden Untereinheiten in absteigender Größenordnung zusammensetzt. Die kleinste Einheit ist die kontraktile (zusammenziehbare) Faser, die aus einem System von ineinandergreifenden Eiweißstrukturen besteht. Dieses Ineinanderverschieben erklärt, wie aus Abb. 3 ersichtlich ist, die hochelastischen Eigenschaften der Muskelfaser. Jede dieser Fasern kann sich auf diese Weise *um ein Drittel verkürzen und auf das Doppelte verlängern.*

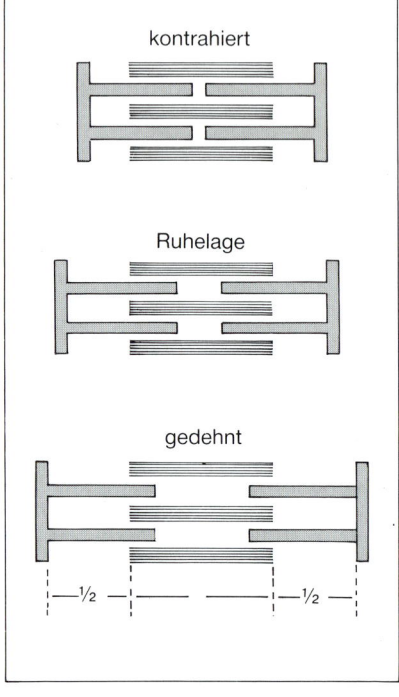

Abb. 3 Schematische Darstellung eines Abschnitts einer kontraktilen Faser in ihren verschiedenen Kontraktionsstufen.

An beiden Enden gehen die Muskelfasern in die wesentlich zugfesteren **Sehnen** über, die sodann am Knochen ansetzen und die Kontraktionskraft auf das Skelett übertragen. In Ruhestellung sind die Sehnenfasern in kleine Wellen gelegt, die bei Dehnung nur ganz geringe Längenveränderungen zulassen.
Die Muskelfaserbündel, wie auch der ganze Muskelbauch, sind von

12

Muskeln, Sehnen, Bindegewebe

bindegewebsartigen Hüllen umkleidet, die die Verschiebung dieser Einheiten untereinander gewährleistet. Dies ist notwendig, da sich nur bei kraftintensiven Bewegungen der gesamte Muskel verkürzt, nuancierte Bewegungen hingegen aus einer abgestuften Kontraktion bzw. Dehnung einzelner Muskelanteile entstehen.

Welche Vorteile bringt Stretching?

- Es hält Muskeln, Sehnen und Bindegewebe elastisch,
- schützt vor Zerrungen und Rissen, und
- hilft, Haltungsschwächen vorzubeugen und entgegenzuwirken.

Die Muskelfasern passen sich sehr schnell den jeweiligen Anforderungen an. Bleibt ein Muskel längere Zeit aufgrund von Inaktivität oder nur mangelnder Bewegung ungenutzt und schlaff, verkürzen sich die Fasern entsprechend. Wird die Verkürzung des Muskels dauerhaft, wie das bei Haltungsfehlern der Fall ist, sprechen die Mediziner von Kontrakturen, die eine krankhafte Beeinträchtigung der allgemeinen Beweglichkeit darstellen. Auch hier ist Stretching eine wertvolle Hilfe, da es die Muskeln streckt und damit solchen Verkür-

zungen entgegenwirkt. Stretching hält die Muskelfaserstrukturen geschmeidig, und ein weicher, dehnungsfähiger Muskel ist schließlich auch weniger verletzungsanfällig.

Im Vergleich mit den Muskelfasern sind die Längenveränderungen der **Sehnen** bei Dehnung unwesentlich. Nur nach jahrelangem Training lassen sich auch Verlängerungen an den Sehnen feststellen. Dennoch hält Stretching die Faserstrukturen elastisch und beugt Verletzungen vor.

Alle **Bindegewebsschichten** müssen den Längenveränderungen des Muskels folgen. Flexibilität ist also nicht nur von der Elastizität von Muskeln und Sehnen abhängig, sondern auch von der Reibung dieser Gleitschichten. Bei mangelnder Bewegung verklebt dieses Bindegewebe und setzt jeder ungewohnten Bewegung einen mechanischen Widerstand entgegen, der letztlich sogar Schmerzen verursachen kann. Mit Stretching wird das reibungslose Gleiten dieser Schichten schonend geübt und der Widerstand im Gewebe reduziert. Die Folge ist, daß für »rundere« Bewegungen schließlich sogar weniger Energie benötigt wird.

Anatomie und Physiologie

Das Nervensystem

Stretching
- erweitert das Bewegungsspektrum,
- ermöglicht harmonischere Bewegungen,
- entwickelt ein natürliches Körperempfinden und
- entspannt und regeneriert den Körper.

Eine solche Aufzählung positiver Wirkungen mutet fast utopisch an. Und doch werden sie einleuchtend, wirft man einen Blick auf die Vorgänge des Nervensystems.

Unser Nervensystem ist ein hochkompliziertes Regulationssystem, das alle unsere Bewegungen, aber auch die Funktionen unserer Organe und Drüsen steuert. Sein reibungsloser Ablauf und harmonisches Zusammenspiel bestimmt Körperausdruck, organische Gesundheit und letztlich auch unseren Gemütszustand. Funktionell sind zwei Bereiche zu unterscheiden:

1. das *animalische* oder *zerebrospinale Nervensystem,*
2. das *vegetative* oder *autonome Nervensystem.*

Das animalische Nervensystem

Weitgehend von unserem Willen dirigiert, regt das animalische Nervensystem die Skelettmuskeln an und bestimmt damit alle unsere zielgerichteten Bewegungen. Es besteht aus den äußeren und inneren Sinnesorganen, den Nervenfasern und den zentralen Schaltstellen in Gehirn und Rückenmark (Abb. 4).

Die äußeren Sinnesorgane, z. B. die Augen, aber auch die inneren Sinnesorgane, die in Haut, Muskeln, Gelenken und Sehnen sitzen *(Rezeptoren),* nehmen Reize aus Umwelt und Körper auf und schicken sie über sensorische Nerven an Gehirn und Rückenmark. Dort werden diese Informationen nicht nur aufgenommen, sondern Bewegung wird hier auch selbständig geplant und ausgelöst. Über die motorischen Nerven werden dann deren Entscheidungen an die Skelettmuskeln weitergeleitet, die mit Kontraktion reagieren.

Dieser Informationsweg ist keineswegs so geradlinig, wie er hier erscheinen mag; vielmehr ist jede einzelne Muskelkontraktion das Resultat eines Bewegungsplans, der mit vielerlei Meldungen aus den Sinnesorganen abgewogen wird. Wenn man sich dazu vor Augen führt, daß jede normale Alltagsbewegung aus dem feinabgestimmten Zusammenspiel vieler solcher

14

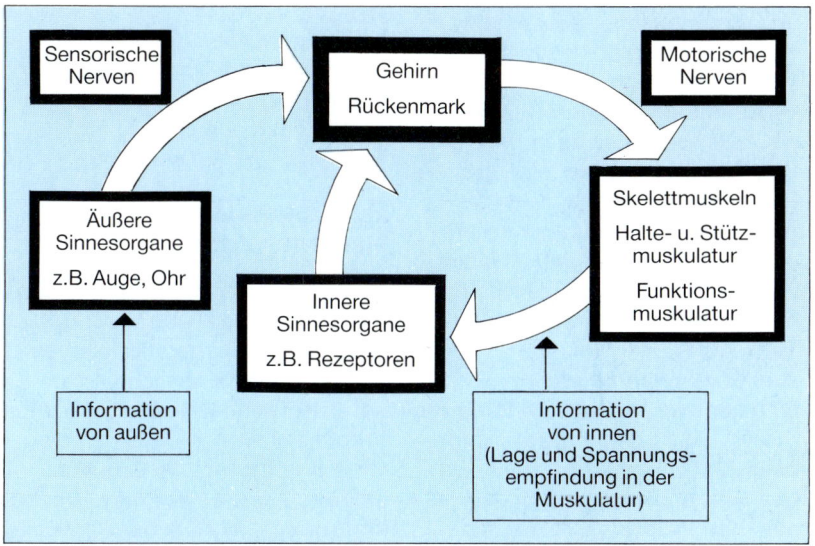

Abb.4 Modell des Informationswegs im animalischen Nervensystem.

Kontraktionen besteht, wird die Leistung dieses Schaltsystems offenbar.

Jede neue Bewegung, die der Mensch im Laufe seines Lebens lernt, muß als eine solche Nervenleitung gebahnt bzw. »eingeschliffen« werden. Je häufiger eine Bewegung ausgeführt wird, desto weniger Aufmerksamkeit muß ihr geschenkt werden, bis sie schließlich »automatisiert« abläuft. Dies ist eine Entlastung für die motorischen Zentren, die dadurch für andere, neue Bewegungen frei werden. Hinzu kommt, daß eine eingeschliffene Bewegung weniger Kraftaufwand bedarf, da alle unnötigen Mitbewegungen ausgeschaltet sind.

Welche Vorteile bringt Stretching?

Jeder erwachsene Mensch eignet sich im Laufe der Zeit eine Reihe von automatisierten Bewegungsmustern an, mit denen er Beruf und Alltag bestreitet. Wie stereotyp und wenig anpassungsfähig diese Bewegungsroutine werden kann, merkt man erst, wenn man vor neue Aufgaben gestellt wird. Stretching-Übungen stellen meist ungewohnte, nicht alltägliche Bewegungsaufgaben dar und erweitern somit das Bewegungsspektrum. Mit einer größeren Bewegungserfahrung können dann Alltagssituationen schneller, leichter

Anatomie und Physiologie

und ökonomischer bewältigt werden. Hinzu kommt, daß mit der umfassenderen Körperbeherrschung es zunehmend leichter wird, wieder neue Bewegungen zu lernen. Schließlich verbessert eine größere Bewegungserfahrung auch die Ausdrucksfähigkeit des Körpers und trägt somit wesentlich dazu bei, die Beziehung zur Umwelt differenzierter zu gestalten.

Die Körperwahrnehmung

Eine ganz wesentliche Wirkung von Stretching ist die Verbesserung des Körperbewußtseins. Dieses geht von den inneren Sinnesorganen, den Propriozeptoren, aus (s. Abb. 4). Als feine Meßfühler registrieren sie ständig Stellung und Lage der Körperteile zueinander wie zur Umwelt und bestimmen in ganz entscheidendem Maße unsere Haltung und Bewegung sowie das Gefühl für unseren Körper. Diese Körperwahrnehmung – man kann hier auch von Tiefensensibilität sprechen – ist außerordentlich wichtig; leider ist sie aber durch eine gewisse Armut an Bewegungserfahrung oft »eingeschlafen«. Die in diesem Buch vorgeführten Übungen reizen diese Propriozeptoren, und durch die ruhige, ungestörte Konzentration auf die körpereigenen Empfindungen kann uns Stretching deren Funktion wieder bewußt machen. Stretching kann somit den Kontakt zum eigenen Körper wieder herstellen.

Körperwahrnehmung und Körperbewußtsein ist Grundlage für die Harmonie zwischen Körper und Geist.

Das vegetative Nervensystem

Parallel zum animalischen Nervensystem besitzen wir das vom Willen unabhängige, vegetative Nervensystem, das auf ähnliche Art unseren Körper mit Nervengeflechten durchzieht. Von ihm werden die Organfunktionen, die Drüsensekretion sowie Herz und Atmung kontrolliert. Mit Hilfe der Hormone beeinflußt es schließlich auch unsere Stimmungslage. Dieses Steuerungssystem wird in den *Sympathikus* und den *Parasympathikus* unterteilt, die sich in ihren Aufgaben gegenseitig ergänzen. Der sympathische Anteil unterstützt, mitunter über das Hormon Adrenalin, alle Vorgänge im Körper, die ihn zur Leistung befähigen:

- Die Frequenz von Herzschlag und Atmung wird erhöht,
- die Blutgefäße verengen sich, und der Blutdruck steigt,
- die Durchblutung des Verdauungstraktes wird zugunsten der Arbeitsmuskulatur eingeschränkt.

Überwiegt der Parasympathikus, werden die Leistungsbereitschaft gedämpft und alle Vorgänge be-

16

günstig, die der körperlichen Regenerierung dienen:

- Die Frequenz von Herzschlag und Atmung sinkt,
- die Durchblutung der Bauchorgane wird zur Ankurbelung des Stoffwechsels forciert,
- die Einlagerung von Energiespeichern in Leber und Muskulatur wird begünstigt.

Im gesunden Zustand stehen beide Regelsysteme in einem ausgewogenen Gleichgewicht. Längerfristiger Streß und Leistungsdruck aber verlangen dauernde Leistungsbereitschaft und damit eine überproportionale sympathische Aktivität. Dieser Zustand wird als *vegetative Dystonie* bezeichnet und kann zu den unterschiedlichsten Krankheitssymptomen führen, die von Magenbeschwerden oder »nur« seelischer Unausgeglichenheit bis hin zu Herzrhythmusstörungen reichen.

Wie wirkt Stretching?

Ein Entspannungstraining wie Stretching wirkt einer chronischen Überaktivität des Sympathikus entgegen, indem es den Parasympathikus zu stimulieren sucht. Zwar ist der Zusammenhang zwischen Motorik und vegetativem Nervensystem noch weitgehend unerforscht, es wird aber doch eine wechselweise Einflußnahme beobachtet. Erwiesen ist zum Beispiel,

daß Reize der Hautsensoren die Durchblutung des Magen- und Darmbereiches fördern können, d. h. also auf rein parasympathisch geregelte Bereiche einwirken. Dies bedeutet, daß durch Spannungen und Verschiebungen der Haut, wie sie extrem bei Stretching auftreten, solche autonomen Funktionen stimuliert werden.

Auch durch den niedrigen Pulsschlag und die betont ruhige Atmung bei Stretching kann die parasympathische Aktivität begünstigt und eine allgemein regenerierende Wirkung erzielt werden. Die Energiespeicher werden aufgestockt und die Körperfunktionen laufen im »Schongang« ab. Wichtig für Stretching ist darüber hinaus, daß gleichzeitig der Spannungsgrad der Muskulatur sinkt und der Muskel weich und dehnungsfähig wird.

Die Atmung

Auf den ersten Blick mag die Atmung für eine Dehnungsgymnastik nur von untergeordneter Bedeutung sein, denn meßbare Auswirkungen auf die Lungenkapazität und die maximale Sauerstoffaufnahme, wie sie bei kraft- und luftraubenden Sportarten auftreten, lassen sich nach Stretching sicher nicht nachweisen. Dennoch zeigt sich, daß Stretching für eine tiefe und damit erfrischende Atmung sehr wohl viel zu tun vermag.

Anatomie und Physiologie

Der Atmungsvorgang

An der Atmung beteiligt sind die Nase bzw. der Mund, der Rachen, die Luftröhre mit den Bronchien und schließlich die Lunge. Letztere kleidet den Innenraum des Brustkorbs aus und wird zur Bauchhöhle hin vom Zwerchfell begrenzt.

Die Ein- und Ausatmung ist ein aktiver, rhythmischer Kontraktionsvorgang der Atemmuskulatur, der normalerweise von vegetativen Zentren unbewußt gesteuert wird. Hauptatemmuskeln sind das Zwerchfell, ein starker, ringförmiger Muskel, sowie die Zwischenrippenmuskulatur, die mit schräg verlaufenden Zügen die Rippen verbindet, und schließlich die Bauchmuskulatur. Bei größeren körperlichen Anstrengungen übernimmt noch eine Vielzahl weiterer Muskeln, vor allem im Schultergürtelbereich, Hilfsfunktionen.

Viele Gelenksverbindungen zwischen Brustbein, Rippen, Wirbeln und Schlüsselbein ermöglichen die Erweiterung und Verkleinerung des Brustkorbs beim Ein- und Ausatmungsvorgang (Abb. 5).

Abb. 5 Bewegungen des Brustkorbs beim Ein- und Ausatmen.

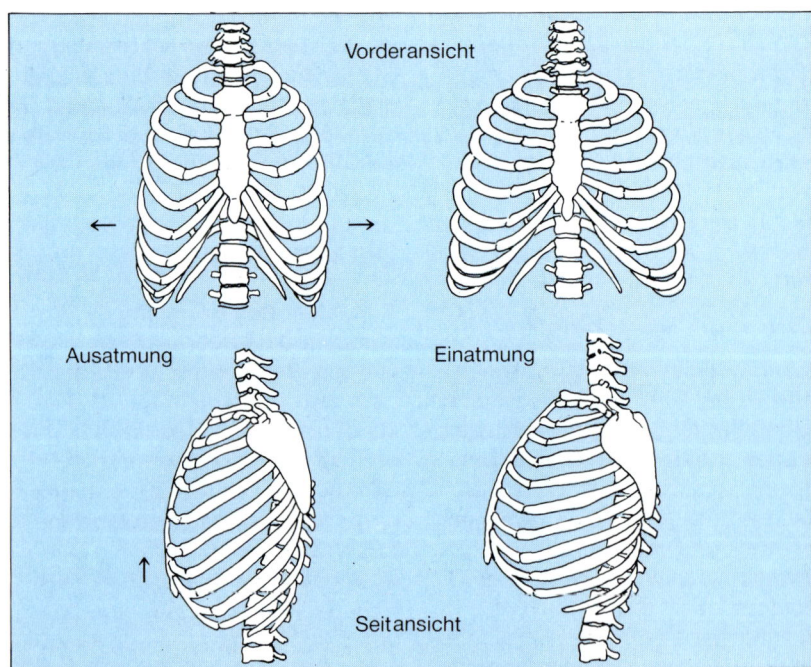

Vorderansicht

Ausatmung

Einatmung

Seitansicht

18

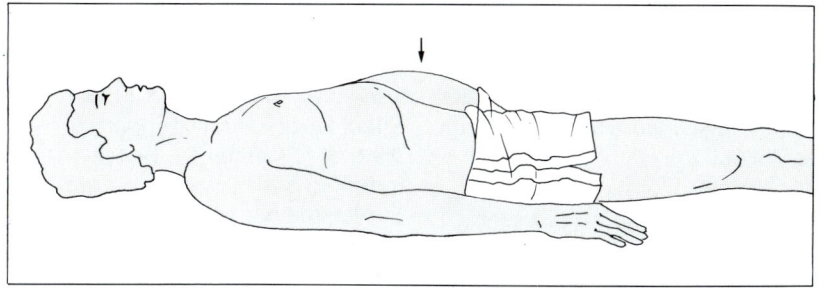

Abb. 6 Sichtbares Heben und Senken der Bauchdecke bei der Bauch- oder Zwerchfell-atmung.

Die Bedeutung richtiger Atmungstechnik

Entsprechend der beteiligten Muskulatur unterscheidet man drei Atmungsarten:

1. Bauch- oder Zwerchfellatmung,
2. Rippen- oder Brustatmung,
3. Schlüsselbein- oder Lungenspitzenatmung.

Während die Zwerchfellatmung die Lungenbasis belüftet, erweitert ein Heben des Brustkorbs den mittleren Lungenbereich, und mit einem Hochziehen der Schlüsselbeine erhalten die Lungenspitzen Sauerstoff. Alle drei Atmungsformen sind wichtig und greifen bei optimaler Atmung in einer Art Wellenbewegung ineinander über.

Dennoch nimmt die **Bauchatmung** (Abb. 6) eine Schlüsselrolle ein, da der rhythmische Druckwechsel von Bauch- und Zwerchfellmuskel eine beständige, natürliche Massage für die Eingeweide darstellt und ein kräftiger Motor für die Blutzirkulation ist.

Gerade diese Atmungsweise verkümmert beim Zivilisationsmenschen zusehends. Durch die vorwiegend sitzende Arbeitsweise der meisten Menschen wird der Bauch stundenlang zusammengedrückt und dadurch bewegungs- und gefühllos. Zusätzlich schnürt die Mode Frauen wie auch Männern buchstäblich die Luft ab. Es ist kein Wunder, wenn der Körper darauf mit vielerlei Funktionsstörungen reagiert:

- Mangelnde Blutversorgung von Leber, Galle und Milz oder auch Blutstauungen in dieser Region beeinträchtigen deren Tätigkeit.
- Der Verdauungsvorgang in Magen und Darm wird blockiert.
- Ungenutzte Lungenanteile bei oberflächlicher Atmung werden auf Dauer unelastisch und sind bei erhöhtem Sauerstoffbedarf nicht mehr einsatzbereit.

Anatomie und Physiologie

Weniger bekannt ist die Wirkung der Bauchatmung auf das Sonnengeflecht, einem vegetativen Nervennetz in der Magenregion, das maßgeblich unsere Stimmungslage beeinflußt.

Eine vollständige, tiefe Atmung ist für die körperliche Leistungsfähigkeit wie auch für das seelische Gleichgewicht unerläßlich.

Wie kann Stretching die Atmung verbessern?

- Stretching hält den Brustkorb beweglich und die Atemmuskulatur sowie die Lunge elastisch.
- Stretching ist eine Möglichkeit der bewußten Atmungsschulung.

Eine der größten Gefahren für eine ungehinderte Atmungsbewegung sind Haltungsschwächen oder -schäden. Aber auch nur eine nachlässige Körperhaltung, wie das Hängenlassen der Schultern, verspannt und verkürzt nach einiger Zeit die Muskeln und läßt die Gelenke schließlich versteifen. Freie Gelenksbeweglichkeit an Schultergürtel und Brustkorb ist aber, wie aus Abb. 5 zu ersehen ist, eine notwendige Voraussetzung

für die Brustatmung. Stretching kann mit seinen zahlreichen Dehnungen des Schultergürtels und der Rumpfmuskulatur solchen »Nachlässigkeiten« begegnen. Viele der Stretching-Übungen strecken oder komprimieren die Lunge, manchmal sogar über das aktiv erreichbare Maß hinaus. Dadurch werden auch die letzten Winkel der Lunge belüftet und elastisch gehalten.

Richtiges Atmen hat aber auch seinerseits eine positive Wirkung auf das Dehnen. Wie in dem vorangehenden Abschnitt erwähnt, stehen Atemtiefe und -frequenz mit dem vegetativen Nervensystem in Verbindung. Tiefes Atmen, vor allem ein langsames Ausatmen, kann die Entspannung des Körpers fühlbar herbeiführen.

Richtiges Atmen ist insgesamt gesehen so wichtig für das Gesamtbefinden, daß es schon als Selbstzweck immer wieder geübt werden sollte. Stretching bietet dafür eine ideale Gelegenheit!

20

Die Grundlagen aus Anatomie und Physiologie sollten die vielfältigen Wirkungsbereiche von Stretching anschaulich machen. Im folgenden wird auf spezielle Fragen über das »Wie« und »Warum« von Stretching eingegangen.

Dehnungsmethoden

Die Trainingslehre unterscheidet mehrere Trainingsmethoden:

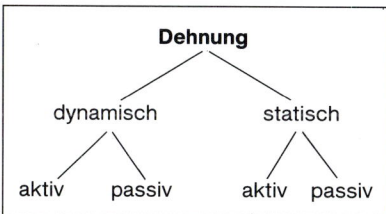

Bei der **dynamischen** Methode tastet man sich durch Federn oder Wippen schrittweise an die Dehnungsgrenze heran. Beim **statischen** Dehnen hingegen wird die Dehnungsstellung gehalten. Beide Methoden können auf aktive und passive Art geschehen: Während die **aktive** Dehnung eines Muskels durch die Kontraktionskraft des muskulären Gegenspielers bewirkt wird, wird die **passive** Dehnung ohne eigene muskuläre Leistung mit Hilfe eines Gerätes oder Partners ausgeführt.

»Stretching« bezeichnet das statische, aktive Dehnen.

Daran anschließend sollen sofort zwei Mißverständnisse aus dem Weg geräumt werden:

1. Stretching als Dehnungsmethode ist demnach nichts absolut Neues. Neu ist jedoch die Verbindung mit bewußter Atmung und entspannter Körperwahrnehmung, welche es zu einer eigenständigen Form der Körperschulung macht. Mit dieser ganzheitlichen Ausrichtung ergeben sich durchaus Überschneidungen mit Yoga und autogenem Training.

2. Das traditionelle, dynamischfedernde Dehnen ist, behutsam ausgeführt, keineswegs als Trainingsmethode abgeschafft. Es existiert als *Alternative* weiter, allerdings mit *anderen Wirkungen und Vorteilen* als Stretching.

Dehnungsreflex und autogene Hemmung

Wahrscheinlich hat jeder schon diesen Widerstand in der Muskulatur gespürt, der sich beispielsweise bei einer Oberkörpervorbeuge aufbaut und mit zunehmender Dehnung stärker und schließlich schmerzhaft wird. Um zu verstehen, was dabei in den Muskeln vor sich geht, blicken wir nochmals mit dem Mikroskop in die kleinsten Einheiten des Muskels.
Zu Beginn einer Dehnung geben

21

Wissenswertes zum Training

die kontraktilen Elemente in der Muskelfaser nach, da sie sich leicht verformen lassen. Erst bei fortgesetztem Zug baut sich eine Hemmung auf, die durch ein Signal aus der Muskelspindel reflektorisch ausgelöst wird. Diese **Muskelspindeln** sind kleine, parallel zu den Muskelfasern eingelagerte Registrierorgane, die an jeder Längenveränderung des Muskels teilnehmen. Ab einem bestimmten Spannungsreiz reagiert die Muskelspindel mit einem Impuls. Dies ist ein Signal, das den Muskel vor Überdehnung und Rissen warnt.

Die gleiche Aufgabe haben die **Sehnenspindeln,** auch Golgi-Organe genannt, die am Übergang zwischen Muskel- und Sehnenfasern sitzen und als Sensoren für die Spannung der Sehne wirken. Da sowohl bei Kontraktion als auch bei Dehnung ein Zug auf die Sehne ausgeübt wird, reagieren die Sehnenspindeln in beiden Fällen mit einem Impuls. Ihre Reizschwelle liegt jedoch höher als die der Muskelspindeln.

Wird nun ein Muskel gedehnt, so ist dies zunächst ein Reiz für die Muskelspindel und der sog. **Dehnungsreflex** wird ausgelöst. In einem *einfachen Reflexbogen* geht die Meldung an das Rückenmark, das unter sofortiger Umschaltung, d. h. ohne Einbeziehung des Gehirns, einen Impuls zur Kontraktion in den betreffenden Muskel ausschickt (Abb. 7).

Wenn die Dehnung dennoch über diesen ersten Widerstand hinausgeht, z. B. durch äußere Einwirkung, tritt die Sehnenspindel über einen ähnlichen Reflexbogen in Aktion. Im Gegensatz zur Muskelspindel bewirkt diese jedoch eine Hemmung der reflektorischen Kontraktion, und der Muskel erschlafft *(autogene Hemmung).* Sinn dieser Erschlaffung ist es, dem Muskel noch eine gewisse Dehnungsreserve zu geben, bevor er reißt.

Die Reizschwelle, an der diese Rezeptoren in Aktion treten, ist weitgehend vom Bewegungsausmaß abhängig. Bei mangelnden oder auch »eingefahrenen« Bewegungen sinken die Sollwerte der Meßfühler, und die Muskeln reagieren auf jede ungewohnte Dehnung

Abb. 7 Reflexbogen des Dehnungsreflexes.

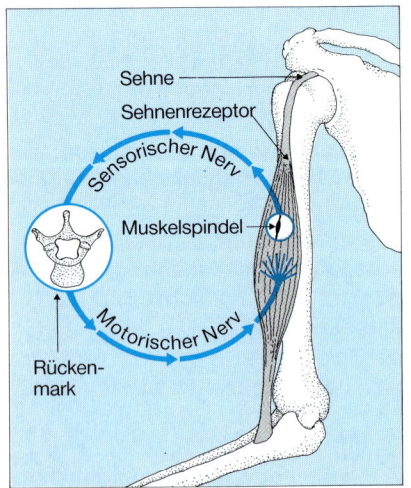

22

hochempfindlich. Die Folge ist, daß man seine Bewegungen noch weiter einschränkt – schließlich wird man steif und unbeweglich. Oft genügt dann nur eine geringe Überdehnung, um eine Alarmreaktion des Dehnungsreflexes auszulösen, und eine überstarke Kontraktion reißt den Muskel am Sehnenansatz ab. Auch ein ungenügendes Zusammenwirken der Reflexmechanismen oder einfach nur die mangelnde Elastizität kann schnell eine Zerrung verursachen.

Gezieltes Dehnen versucht, die Reizschwelle der Reflexmechanismen zu erhöhen, deren Zusammenspiel zu üben und dadurch den Muskel geschmeidig zu machen.

Vorgehen bei Stretching

Betrachtet man Stretching von dieser neurophysiologischen Seite, so läßt sich, aufbauend auf den beschriebenen Reflexvorgängen, folgende Vorgehensweise ableiten:

Die Dehnungsstellung wird langsam eingenommen

Die Längenmeßempfindlichkeit der Muskelspindeln kann sich bis zu einem bestimmten Grad anpassen. Dieser Anpassungsvorgang, der nach komplizierten neurophysiologischen Mechanismen abläuft,

braucht eine gewisse Zeit. Bei schnellem, ruckartigem Dehnen setzt daher der Dehnungsreflex früher ein. Deshalb soll die Dehnung langsam begonnen und ebenso langsam beendet werden.

Die Dehnungsstellung wird gehalten

Wird die Dehnungsstellung gehalten, so erlahmen nach etwa 6–8 Sekunden die Impulse der Muskelspindeln. Fühlbar ist dies als ein Nachlassen der Spannung. Der Muskel wird weicher, so daß die Dehnung nach dieser Zeit noch etwas verstärkt werden kann und etwa weitere 10–20 Sekunden beibehalten werden soll. ANDERSON, einer der Pioniere des Stretching, nennt die erste (leichte) Phase »easy stretch«, die zweite (fortgeschrittene) Phase bezeichnet er als »development stretch«.

Zu den Zeitangaben liegen allerdings viele verschiedene und teils widersprüchliche Aussagen vor. Viel wichtiger jedoch als ein Zählen von Sekunden ist es, Spannung und Entspannung im Muskel *erfühlen* zu lernen.

Sekundengenaue Instruktionen zum Halten des Stretches dürfen das bewußte Einfühlen in die Spannungsvorgänge des Muskels nicht ersetzen. Eine Stoppuhr hat bei Stretching nichts zu suchen!

Wissenswertes zum Training

Wichtig ist es, entsprechend diesem *individuellen Gefühl* die Dehnung zu dosieren, so daß zwar eine Spannung spürbar ist, sich aber kein unangenehmes Empfinden, Zittern oder sogar Schmerz einstellt. Nur so wird ruhiges, entspanntes Dehnen möglich.

Stretching ist entspanntes Dehnen

Zwischen Muskel- und Sehnenspindeln besteht ein weiterer wesentlicher Unterschied: Während die Rezeptoren in den Sehnen nur die Spannungsänderung messen, sind die Muskelspindeln ihrerseits von speziellen zuführenden Nerven versorgt (Abb. 8). Diese sog. Gamma-Neurone umschlingen kleine, in den Muskelspindeln verlaufende Muskelfasern, die sich ebenso kontrahieren können. Ist die Aktivi-

Abb. 8 Die Aktivität der Gammafasern beeinflußt die Reizschwelle der Muskelspindel.

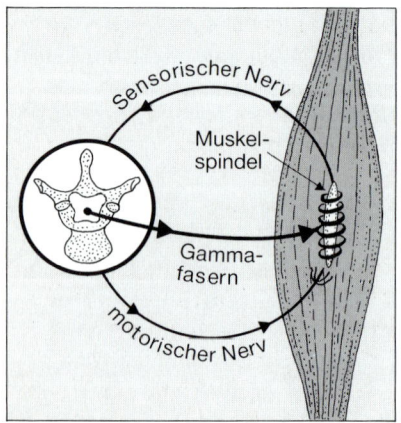

tät der Gamma-Fasern hoch, sind diese innerhalb der Muskelspindel befindlichen Fasern verkürzt und reagieren daher wesentlich empfindlicher auf Längenveränderungen des Wirtmuskels. Der Dehnungsreflex tritt somit früher ein. Die Gamma-Aktivität wird vom zentralen Nervensystem gesteuert und hängt von der allgemeinen körperlichen und seelischen Anspannung ab. Daher sollte man sich immer um eine entspannte Atmosphäre bemühen. Aus dem gleichen Grund ist nach körperlicher Belastung die Elastizität der Muskeln fühlbar herabgesetzt, da viele Kontraktionen diese Muskelspannung erhöht haben.

Die PNF-Methode

Der Vollständigkeit wegen soll auch die PNF-Methode (proprioceptive neuromuscular facilitation) Erwähnung finden, obwohl sie für eine ganzheitliche Körperschulung, als das Stretching hier verstanden wird, zu kompliziert ist. Da es aber die Reflexvorgänge am konsequentesten nutzt, erzielt es erwiesenermaßen die schnellsten Fortschritte und wird als gezieltes Dehnungstraining im Leistungssport wie auch in der Rehabilitation eingesetzt. PNF-Stretching läuft in fünf Schritten ab:

1. Zuerst wird die Muskelgruppe bis zum möglichen Endausschlag gedehnt.

2. Sodann wird diese Muskelgruppe maximal isometrisch für etwa 6–10 Sekunden angespannt. Dazu braucht man meist ein Gerät oder einen Trainingspartner, der Widerstand bietet.
3. Bei gleicher Gelenkstellung wird der Muskel 2–4 Sekunden entspannt.
4. Nach dieser kurzen Pause wird noch etwas weiter gedehnt.
5. Die erreichte Endposition wird nochmals 10 Sekunden gehalten.

Dieser Vorgang soll dreimal wiederholt werden.
Durch die isometrische Anspannung des gestreckten Muskels entwickelt sich ein starker Spannungsreiz auf die Sehne, wodurch die Sehnenspindeln die autogene Hemmung des Muskels auslösen. Der erschlaffte Muskel kann sodann ohne Behinderung in die sogenannte Dehnungsreserve hinein gedehnt werden.

Je weiter die Reizschwelle überschritten werden kann, desto größer sind die Anpassungserscheinungen und desto schneller wird die Dehnungsfähigkeit des Muskels verbessert.

Ein weiterer Vorteil der PNF-Methode ist, daß sich durch die isometrische Anspannungsphase eine ausgedehnte Blutzirkulation und Erwärmung einstellt. Die isometrische Kontraktion erzielt darüber hinaus auch einen Zuwachs an Kraft. Wegen dieser Wirkungen wird PNF während und nach längerer Ruhigstellung eines Gelenks durch einen Gipsverband eingesetzt.

Alle im Buch enthaltenen Dehnungsübungen können natürlich auch nach dieser Methode durchgeführt werden. Ein PNF-Stretching sollte jedoch erst begonnen werden, wenn schon eine fortgeschrittene Beweglichkeit und ein entsprechendes Körpergefühl vorhanden sind .

Stretching und Erwärmung

Stretching kann den Körper erwärmen. – Für Stretching muß man erwärmt sein. – Stretching kann »abwärmen«. – Dies sind keine widersprüchlichen Aussagen, sondern drei Anwendungsmöglichkeiten von Stretching.

Stretching als Erwärmung

Wie in dem voranstehenden Abschnitt deutlich wurde, ist Dehnen keineswegs ein passiver Vorgang. Jede Längenveränderung veranlaßt im Muskel wie auch in seinem Gegenspieler zahlreiche, teils willentlich gesteuerte, teils reflektorische Kontraktionen. Kontraktion bedeu-

Wissenswertes zum Training

tet Arbeit, und der Muskel erwärmt sich nach folgender Kausalkette:

Dehnungsreiz
↓
Kontraktion
↓
Verbrauch von intramuskulären Energiespeichern
↓
Erhöhung der Durchblutung zum Energienachschub
↓
Erwärmung

In diesem Sinne stretchen sich Ballettänzer seit jeher vor jedem Tanztraining. Auch im Leistungssport wird Stretching, oft in Verbindung mit mentalem Training, als ganz spezielle Technikvorbereitung eingesetzt. Für den »Laien« allerdings sind einige Einschränkungen anzumerken:

- In kaltem Zustand kann Stretching nur durch langsames Vorwärtstasten ausgeführt werden. Um das richtige Dehnungsmaß zu finden, bedarf es schon sehr viel Körperkenntnis, wie es vor allem Tänzer und Sportler besitzen. Ein solch differenziertes Körpergefühl will der weniger Geübte aber erst lernen.
- Möchte man einfach nur selbstvergessen in seinen Körper »versinken« und das angenehme Gefühl der Entspannung genießen, empfiehlt es sich, seinen

Körper *vorher* zu erwärmen. Zerrungen sind bei Ungeübten nur allzu häufig!

- Klarheit muß auch darüber herrschen, daß Stretching in dieser tastenden Form Muskeln und Gelenke zu optimaler Leistungsbereitschaft nur *vorbereitet*. Soll Stretching hingegen die Beweglichkeit *verbessern*, müssen die Dehnungen über die normale Reizschwelle hinausgehen; gefahrlos ist dies nur nach vorheriger Erwärmung möglich.

Stretching als eigenständige Körperschulung

Wird Stretching als der Hauptinhalt des Trainings gesehen, mit dem Beweglichkeit, Entspannung, Atmung und Körpergefühl geschult werden sollen, muß eine kurze Körpererwärmung vorangehen. Wie wichtig dies ist, mögen einige knapp zusammengefaßte Ergebnisse aus der Trainingsforschung zeigen:

- Die Flüssigkeit in den Gelenken wird mit sinkender Temperatur zäh und behindert ein reibungsloses Gleiten der Gelenkflächen.
- In ähnlicher Weise ist auch die Verformbarkeit der Faserstrukturen von Muskeln, Sehnen, Bändern und Bindegewebe direkt von der Temperatur abhängig.

26

- Bei längerer Ruhe versiegt die Produktion der Synovialflüssigkeit. So hilft beispielsweise das morgendliche Räkeln und Strekken vor dem Aufstehen, die Glieder wieder zu »schmieren«.
- Die Reizschwelle der Muskelspindeln muß sich erst einspielen. Je weniger diese aktiviert sind, desto früher tritt der Dehnungsreflex in Aktion.
- Auch die Feinabstimmung der neuromuskulären Vorgänge im und zwischen den Muskeln muß sich erst einspielen, bevor sie ökonomisch ablaufen können.
- Nicht zuletzt bedarf es auch einer psychischen Einstimmung, bis eine Beziehung zum eigenen Körper hergestellt ist und mit Ruhe und ein bißchen Meditation gedehnt werden kann.

Entspanntes Stretching bedarf der physischen und psychischen Einstimmung.

Stretching zum Abwärmen

Jedes sportliche Training – im Leistungs- wie im Fitnessbereich – sollte mit einer ruhigen Ausklangsphase enden, in der die Anspannung der körperlichen Belastung abgebaut und der Übergang zum Alltag gefunden wird. Nichts anderes bedeutet »Abwärmen«.

Da Stretching die Muskelspannung senkt und gleichzeitig Stoffwechselschlacken (z. B. Milchsäure) schneller beseitigt, eignet es sich hervorragend für diesen Zweck. Im professionellen Sport, wo es wichtig ist, die muskuläre Ermüdung schnellstmöglich abzubauen, wird Stretching daher in Verbindung mit passiven Regenerationsmaßnahmen (z. B. Massage, Sauna) angewandt. Ein ganz entscheidender Vorteil von Stretching im Vergleich zu den allgemeinen Methoden ist jedoch, daß es gezielt auf die intensiv belasteten Muskelgruppen einwirkt.

Aber auch für den Fitness-Sportler ist ein solches Abspannen wertvoll, denn nicht nur das Anspannen und Belasten, sondern auch das Entspannen und Entlasten will geübt sein. Eine erwünschte »Nebenwirkung« von Stretching ist darüber hinaus, daß es durch die sanfte Stimulierung der Durchblutung einem Muskelkater vorbeugen oder ihn zumindest abschwächen kann.

Wie schon beim Stretching zur Erwärmung gilt allerdings auch hier, daß nur mit halber Kraft gedehnt werden darf, denn ein ermüdeter Muskel ist übersäuert und leicht verkrampft.

Stretching bietet physische und psychische Erholung nach einem belastungsintensiven Training.

Wissenswertes zum Training

Training wann, wie und wo

Wann soll man stretchen?

Immer wenn man sich danach fühlt! Stretching kann nach einem nervenaufreibenden Einkaufstag Ruhe und Erholung spenden. Es streckt die Glieder, wenn man sich nach langem Sitzen so richtig »bleiern« fühlt. Es bringt Morgenmuffel »in die Gänge« oder arbeitet den Körper am Feierabend wohlig durch. Vorschriften gibt es keine! Nur sollte man nicht direkt nach dem Essen trainieren; aber das ergibt sich von selbst, denn ein voller Bauch behindert und man wird so schnell die Lust verlieren.

Wie lang soll ein Stretching-Training dauern?

Mindestens eine Viertelstunde, besser aber ist eine halbe oder sogar eine dreiviertel Stunde. Klingt das zuviel?

> Opfern Sie nicht die Zeit, sondern *gönnen* Sie sich und Ihrem Körper mindestens eine halbe Stunde entspanntes Streching.

Es dauert eine Weile, bis der Körper eingestimmt und erwärmt ist, und dann sollte auf keinen Fall ein bestimmtes »Pensum« durchgehastet werden. Lösen Sie sich von der Vorstellung, die besten Übungen herauszupicken und dann abzuhaken.

Wie oft soll man Stretching üben?

Will man Fortschritte in der Beweglichkeit erzielen, so gilt, wie auch bei anderem Konditionstraining, als **Minimum 2 × Training pro Woche.** Trainiert man weniger, pendelt sich der nach jedem Training erreichte Zuwachs wieder auf das Anfangsniveau ein und man beginnt jedesmal bei »Null«. Das Stretching-Training muß also dann anschließen, wenn die Muskelflexibilität noch erhöht ist. Nur so kann stufenartig aufgebaut und die Beweglichkeit verbessert werden.

Im Unterschied zu belastungsintensiver Fitness- und Konditionsarbeit ermüdet Stretching den Muskel nicht; es regeneriert den ganzen Organismus sogar. Aus diesem Grunde kann es **ohne weiteres täglich** geübt werden.

Wo kann Stretching geübt werden?

Für Stretching ist man keineswegs auf eine Turnhalle oder einen Gymnastikraum angewiesen. Weder braucht man viel Platz, noch sind ein besonderer Schwingboden oder spezielle Geräte notwendig.

28

Training wann, wie und wo

Stretching geht überall:
im Park, auf dem Trimmpfad
oder im Wohnzimmer.

Achten sollte man jedoch darauf,
daß es warm genug ist und der
Körper vom Boden her nicht aus-
kühlt. Aus diesem Grund empfiehlt
es sich oft, im Freien die Übungen
im Stand, evtl. an einem Baum
durchzuführen, wie auf den Seiten
94–101 angeregt ist. Übt man in
der Wohnung, sollte das Zimmer
vorher gut durchlüftet sein. Als Unterlage genügt ein Teppich oder eine weiche Decke. Ideal wäre es,
wenn man vor einem großen Spiegel dehnen könnte, da dieser die
Möglichkeit der Korrektur von Haltung und Ausführung bietet.

Welche Kleidung ist geeignet?

In erster Linie sollten Sie sich **warm
und wohl fühlen.** Nichts sollte beengen, kein Hosenbund und kein
schickes Taillenband. Das Material
soll elastisch sein und atmen können. Ein bequemer Jogging-Anzug
erweist also gute Dienste. Engan-
liegende Gymnastikanzüge haben
den Vorteil, daß Haltung und Bewe-
gungsausführung besser zu kontrollieren sind. Nur allzu leicht ver-
stecken sich gebeugte Knie oder
andere Schwindeleien in ausge-
beulten Trainingshosen.

Gönnen Sie auch Ihren Füßen Be-
wegungsfreiheit. Am besten übt
es sich barfuß oder in warmen
Socken.

Ist Musikbegleitung empfehlenswert?

Es ist erwiesen, daß ruhige Musik
die Muskelspannung senken kann.
Diese Tatsache kann man sich zu-
nutze machen und mit langsamer
Musik den meditativen Charakter
von Stretching unterstreichen und
unterstützen. Zusätzlich fördert
Musik die Konzentration, weil sie
vor störenden Außenreizen ab-
schirmt.

29

Zur Vorbereitung und Ergänzung

Entspannen will gelernt sein

Stretching entspannt – und doch kann der Anfänger manchmal etwas überfordert sein, wenn er die ungewohnten Körperbewegungen lernt, häufig ganz »neue« Muskeln und Glieder entdeckt und dabei noch ganz gelöst bleiben soll. Aber auch für geübte »Stretcher« ist ein körperliches und geistig-seelisches Abspannen nach einem hektischen Arbeitstag eine Kunst, die gelernt sein will. Aus diesem Grund seien hier zusätzlich zwei Möglichkeiten vorgestellt, mit denen vor oder nach einem Stretching-Programm oder auch nur einfach zwischendurch das »Abschalten« geübt werden kann.

Entspannen in der Rückenlage

Suchen Sie sich, wie auch beim Stretching, einen ruhigen, warmen Platz, an dem Sie ungestört sind. Die Rückenlage ist die klassische Entspannungsposition, da hier unser Körper der Schwerkraft nichts entgegenstellt. Schließen Sie nun die Augen, atmen Sie ruhig und konzentrieren Sie die Gedanken auf die einzelnen Körperteile, die nacheinander erfühlt werden:

▶ Zunächst werden die Knie angewinkelt und die Füße flach auf den

Boden aufgestellt. Dadurch erfahren die starken *Hüftbeugemuskeln* eine optimale Entspannung und die *Lendenwirbelsäule* kann sich wohltuend zum Boden senken.

▶ Den *Nacken* nun leicht strecken, selbstverständlich ohne die Muskulatur am Hals anzuspannen. Mit dem Ausatmen die *Schultern* schwer zum Boden ablegen.

▶ *Arme und Hände* liegen locker seitlich neben dem Körper, die *Handflächen* zeigen nach oben.

▶ Nun ein *Bein* langsam ausstrecken und erfühlen, wie sich eine Schwere ausbreitet, die das Bein zu Boden zieht. Ebenso das andere Bein strecken.

▶ Ruhig weiteratmen, so daß sich das Schweregefühl auf den *ganzen Körper* überträgt.

▶ Jetzt gilt die Aufmerksamkeit dem Gesicht: Die *Stirnfalten* glätten sich, die *Mundwinkel* sind entspannt und die *Zunge* ruht am Gaumen.

▶ Nehmen Sie sich nun noch etwas Zeit, um in dieser Entspannung die Gedanken freizugeben, sie vielleicht nur der Atemluft folgen zu lassen oder einfach an gar nichts zu denken.

Tiefmuskelentspannung

Diese Entspannungstechnik, auch als *progressive Relaxation* bezeichnet, stellt eine Vorstufe des autogenen Trainings dar und eignet sich besonders für den Sportler, da

30

sie relativ schnell erlernbar ist. Die Tiefmuskelentspannung stützt sich auf die Erkenntnis, daß eine vorausgehende muskuläre Anspannung eine folgende Entspannung intensiviert. Sie wird folgendermaßen durchgeführt:

▶ In der Rückenlage wird die Konzentration zuerst auf eine tiefe Atmung gelenkt.

▶ Sodann werden etwa in 10 Minuten alle Hauptmuskelgruppen des Körpers isoliert nacheinander langsam und intensiv angespannt, danach wieder entspannt. Das geschieht isometrisch, die Rückenlage wird beibehalten. Etwa folgende Reihenfolge ist einzuhalten: Nacken – Hände – Arme – Füße – Beine – Gesäß – Bauch – Brust – Rücken – Schultern – Gesicht – und zum Schluß der ganze Körper.

▶ Das Bewußtsein soll sich ganz auf die entsprechende Körperpartie konzentrieren und

■ die gesteigerte Spannung,
■ den Übergang von Anspannung zu Entspannung,
■ und schließlich das völlige Gelöstsein

erleben.

Die Tiefatmung

Ebenso wie das Entspannen gelernt sein will, kann es für den Anfänger schwierig sein, die richtige Atemtechnik mit den Stretching-Übungen zu verbinden, zumal manche Körperstellungen eine vollständige Tiefatmung gar nicht zulassen. Daher ist es für Anfänger und Fortgeschrittene hilfreich, folgende Übung immer wieder gesondert zu praktizieren. Auch nur zum »Luftschnappen« in Arbeitspausen können ein paar Minuten mit Atemübungen erfrischend und belebend wirken. Geübt werden sollte:

■ die Atmung durch die Nase,
■ ein langsamer und gleichmäßiger Rhythmus beim Ein- und Ausatmen,
■ die Bauch-, Brust- und Schlüsselbeinatmung, wodurch alle Lungenanteile vollständig belüftet werden.

Bevor Sie beginnen, lockern Sie alles, was beengen könnte, und nehmen eine entspannte Lage ein. Die Rückenlage ist wieder die günstigste, da hier am besten die wellenförmige Atembewegung mit den Händen kontrolliert werden kann. Gehen Sie wie folgt vor:

▶ Warten Sie zunächst einige Minuten, bis sich ein ruhiges Atmen ganz von selbst einstellt. Der Mund bleibt dabei geschlossen. Hals, Gesicht und Zunge sind entspannt. Die Gedanken folgen nur dem Strömen der Atemluft.

▶ Das bewußte Atmen beginnt mit einem tiefen Ausatmen, und zwar über den Punkt hinaus, an dem Sie normalerweise innehalten würden.

Zur Vorbereitung und Ergänzung

Je gründlicher das Ausatmen, desto mehr Frischluft kann von der Lunge aufgesogen werden.

▶ Ist die Lunge so gut wie möglich entleert, wird der Atem kurz angehalten. In dieser Phase ist die Entspannung am größten; auch wird der Reiz zum Einatmen größer und die Atmung tiefer. Warten Sie jedoch nicht so lange, daß Sie hastig nach Luft schnappen müssen.

▶ Die Einatmung beginnt mit dem Hoch- bzw. Vorwölben der Bauchdecke (vgl. Abb. 6, S. 19).

▶ Als nächstes wird der Brustkorb geweitet, und die Rippenbogen schieben merklich nach außen-oben (vgl. Abb. 5, S. 18).

▶ Zuletzt ziehen die Schultern leicht nach hinten-oben und setzen die blasebalgähnliche Bewegung fort. (Bitte nicht durch verkrampftes Hochziehen der Schultern den gelösten Atemvorgang stören.) Wenn Sie die Hände auf den Körper legen, können Sie der Wellenbewegung folgen.

▶ Ist die Lunge mit Luft gefüllt, nur kurz den Atem anhalten. Dadurch bekommt die Lunge mehr Zeit für den Gasaustausch.

▶ Erst dann *langsam und leise* die Luft abatmen.

> Die Ausatmungsphase sollte *mindestens* so lange wie die Einatmung dauern und kann leicht bis auf die doppelte Zeit ausgedehnt werden.

▶ In gleicher Wellenbewegung wird auch bei der Ausatmung zuerst die Bauchdecke eingezogen. Danach folgt eine Verkleinerung des Brustkorbes und zuletzt werden die Lungenspitzen entlüftet. So wird die sauerstoffarme Luft von unten nach oben aus der Lunge herausgedrückt.

▶ Nun wieder kurz den Atem anhalten und den Vorgang von neuem beginnen.

Auch das richtige, tiefe Atmen kann man also üben. Doch achten Sie auch hier auf das richtige Maß und übertreiben Sie nicht. Auf keinen Fall sollte ein Gefühl der Benommenheit eintreten.

Dieses bewußte und vollständige Atmen kann und soll nicht zur normalen Atmung werden. Wird sie aber immer wieder geübt, kann sie die alltägliche Atemtechnik merklich verbessern und vertiefen.

Tips zur guten Haltung

Machen Sie doch einmal einen Test: Stellen Sie sich mit dem Rücken zur Wand und überprüfen Sie Ihre Körperhaltung. Seien Sie ehrlich zu sich selbst: Hat schon mehr als eine Handbreite zwischen Taille und Wand Platz? Oder liegt etwa das ganze Rückgrat flach an der Wand? Wenn Sie korrekt stehen, dann sollte die Wirbelsäule eine

doppelte S-Krümmung aufweisen und Schultern und Gesäß die Wand berühren (Abb. 9).
Eine nachlässige Körperhaltung kann auf lange Sicht schwerwiegende Folgen für die Gesundheit

Abb. 9 Die kritischen Punkte für eine gute Körperhaltung.

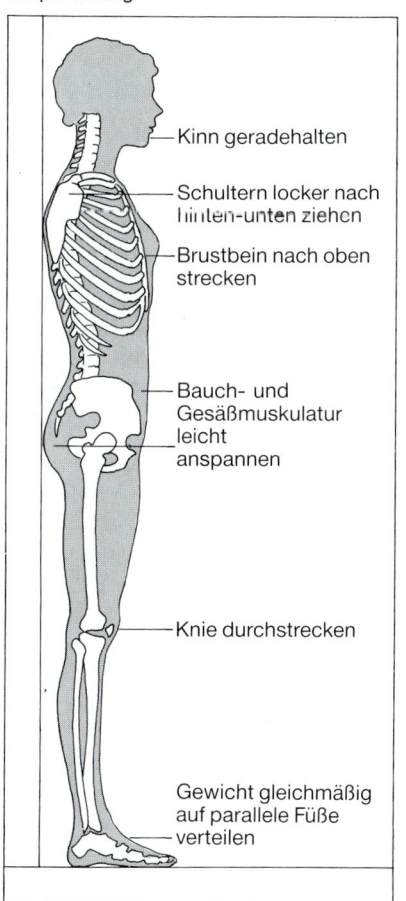

Kinn geradehalten

Schultern locker nach hinten-unten ziehen

Brustbein nach oben strecken

Bauch- und Gesäßmuskulatur leicht anspannen

Knie durchstrecken

Gewicht gleichmäßig auf parallele Füße verteilen

haben. So ist eine schiefe Haltung oder auch »nur« ein Hohlkreuz, das bei Frauen gern durch hochhackige Schuhe hervorgerufen wird, häufig die Ursache für die einseitige Belastung der Bandscheiben; Abnutzungserscheinungen sind dann die Folge. Vorgefallene oder hochgezogene Schultern, oft nur eine schlechte Angewohnheit, beengen freies Atmen und können letztendlich sogar Auslöser für Herzrhythmusstörungen oder Depressionen werden. Die Liste der möglichen Krankheiten ist lang. Eine gute Körperhaltung ist der beste Schutz vor solchen Beschwerden.
Stretching-Übungen halten den Muskelstrang, der die Wirbelsäule schützend umschließt, elastisch und die Wirbelgelenke beweglich. Damit die Übungen aber wirkungsvoll ausgeführt werden und nie eine unphysiologische Belastung für die Gelenke darstellen, soll immer auch sorgfältig auf die Haltung geachtet werden. Die folgenden Hinweise wollen das Bewußtsein für die kritischen Punkte wecken. Ziehen Sie dazu Ihre Schuhe aus, stellen Sie sich frei im Raum auf und lassen Sie sich von unten nach oben aufrichten:

► Stellen Sie Ihre Füße parallel nebeneinander und verteilen Sie das Gewicht gleichmäßig auf die Fersen, Fußaußenkanten, Fußballen und Zehen. Letztere sind locker

33

Zur Vorbereitung und Ergänzung

gespreizt, um eine gute Stand-
fläche zu bieten.

▶ Beide Knie sind durchgestreckt,
ohne daß die Oberschenkel über-
mäßig angespannt sind. Die Knie-
scheiben werden dazu leicht nach
oben gezogen.

▶ Nun das Becken geraderichten,
indem die Gesäßmuskulatur leicht
angespannt wird und die Hüfte
nach vorne schiebt. Eine leichte
Spannung der Bauchmuskulatur
bietet dazu den Ausgleich.

▶ Nun stellen Sie sich vor, daß Sie
wie von einem unsichtbaren Faden
am Scheitel langsam nach oben
gezogen werden: Die Wirbelsäule
streckt sich, der Abstand zwischen
Hüftknochen und unterem Rippenbogen wird größer, und der Kopf
zieht die Wirbelsäule gleichsam
nach oben (das Kinn bleibt gerade). Sie wachsen zusehends!

▶ Gleichzeitig werden Sie auch
am Brustbein nach oben gezogen,
wodurch der Brustkorb sich fühlbar weitet und die Schultern nach
hinten »ausweichen«.

▶ Ein kritischer Punkt sind nun die
Schultern. Entgegen des allgemeinen Strebens und Streckens nach
oben sollen sie schwer, aber
gleichzeitig locker nach hinten-
unten ziehen.

Hochgezogene Schultern sind
oft ein untrügliches Zeichen
innerer Anspannung und Verkrampfung.

▶ In dieser geraden Stellung nun
aber nicht erstarren. Atmen Sie ruhig und beginnen Sie, sich locker
zu bewegen, ohne in die alten Feh-
ler zurückzuverfallen.

Bei Stretching-Übungen, die im Sitzen am Boden ausgeführt werden,
kann das Geraderichten des Bek-
kens Schwierigkeiten bereiten, da
es eine gute Hüftbeweglichkeit vor-
aussetzt. Ein hilfreicher Trick ist es,
sich ein Kissen halb unter das Gesäß zu schieben oder sich im Frei-
en auf leicht schrägen Boden zu
setzen.
Anfangs mag ein solches Aufrichten fast unnatürlich erscheinen.
Beobachten und korrigieren Sie
sich aber immer wieder – beim
Warten an der Bushaltestelle oder
an der Ampel –, so wird eine gute
Haltung bald zur Selbstverständlichkeit. Üben lohnt sich, denn:

Eine aufrechte Haltung strahlt
Zuversicht, Weltoffenheit und
Selbstbewußtsein aus, und Ihre
Mitmenschen reagieren darauf!

Hinweise zur Trainingsdurchführung

1. Wenn Sie Ihr Übungsprogramm zusammenstellen, suchen Sie sich zu jeder Körperpartie zunächst ein bis zwei Grundübungen aus und lernen Sie, diese wirklich präzise auszuführen.
2. Eine exakte Übungsausführung ist unbedingt notwendig, denn mit nur geringen Abweichungen werden oft ganz andere Muskeln belastet. Erst wenn die Grundübung beherrscht und der Zug an der richtigen Stelle zu spüren ist, sollte variiert werden.
3. Oberstes Gebot für Anfänger wie auch für Fortgeschrittene ist: Fangen Sie vorsichtig an und steigern Sie den Stretch erst nach und nach. Eine Zerrung holt man sich nur zu schnell, und es dauert lang, bis sie wieder ausgeheilt ist.
4. Passen Sie die Übungen Ihrem Leistungsfortschritt an. Erst wenn die anfänglichen Übungen keine Schwierigkeit mehr darstellen, können Sie auf neue Dehnungen übergehen.
5. Das Einnehmen der Stretching-Position sollte langsam und *während des Ausatmens* erfolgen.
6. Halten Sie jede Position etwa 10–20 Sekunden. Versuchen Sie dabei vor allem, die Spannung und Entspannung im Muskel zu *erfühlen.*
7. Jede Übung sollte zwei- bis dreimal wiederholt werden, wobei man sich jedesmal ein Stückchen weiter vortasten kann.
8. Vergessen Sie nie, *beide Seiten* und *beide Beine* zu dehnen.
9. Arbeiten Sie auf diese Weise den ganzen Körper systematisch durch. Beispiele für eine mögliche Zusammenstellung von Übungen finden Sie auf den Seiten 116–125.

Beim Stretching hat jeder auf seine individuelle Grenze zu achten, und keinesfalls darf es als Wettkampf aufgefaßt werden. Erfolg läßt sich beim Dehnen niemals durch Gewalt oder besondere Willenskraft erzwingen, sondern nur durch *regelmäßiges Training.*

Ratschläge und Anregungen für Übungsleiter

Eine Stunde Stretching zu leiten mag vielleicht nicht die gleiche körperliche Verausgabung erfordern wie eine Aerobic- oder Fitness-Gymnastik, sie verlangt aber vom Lehrer sehr viel Wissen, Können und Einfühlungsvermögen. Folgende Hinweise wollen zu einer gelungenen Stunde beitragen:

Zur Vorbereitung und Ergänzung

1. Jede Übung sollte exakt und überdeutlich demonstriert und erklärt werden.
2. Bleiben Sie lieber etwas länger bei einer Übung. Es dauert immer eine Weile, bis eine neue Bewegung von den Teilnehmern erfaßt ist. Erst dann können auch sie die Übung mit der nötigen Konzentration auf den eigenen Körper ausführen.
3. Neben der visuellen und verbalen Demonstration ist es gleichermaßen wichtig, die Empfindungen im Körper anzusprechen. Die Schüler sollten durchaus auch selbst zu Worte kommen, ohne dabei den Verlauf der Stunde zu sehr aufzuhalten.
4. Um eine solche Kommunikation und ein individuelles Eingehen zu ermöglichen, muß die Teilnehmerzahl überschaubar bleiben.
5. Individuelles Eingehen auf den Schüler heißt auch oft, durch sanfte taktile Hilfe ein Gefühl für die Dehnung zu schaffen.
6. Verlangen Sie von Ihren Schülern nie eine Übungsausführung, die Sie sich selbst nur allmählich

und nach langjährigem Training angeeignet haben. Der individuelle Maßstab kann beim Üben in Gruppen nicht oft genug herausgestellt werden.
7. Bei Partnerhilfe oder zu zweit ausgeführtem Stretching ist darauf zu achten, daß die Partner von etwa gleicher Größe sind und sich in ihrer Dehnungsfähigkeit gut kennen. Partner sollen nicht von Stunde zu Stunde wechseln.

Abgesehen von der reinen Zweckorientierung können Stretching-Übungen sehr ästhetisch sein. In Anlehnung an den Tanz- und Gymnastikunterricht sei deshalb auch hier die Anregung gegeben, Einzelübungen einmal zu einer harmonischen Folge zu verbinden. Eine Übungsfolge kann z. B. mehrere Arm-, Schulter- und Oberkörperdehnungen durchlaufen oder am Boden Positionen im Knien, Sitzen und Liegen verbinden. Experimentieren Sie ein bißchen! Eine solche Choreographie kann ein reizvoller Stundenabschluß sein.

Stretching aller Muskelgruppen

Folgende Übungsdarstellungen sind nach den jeweils belasteten Muskelgruppen geordnet. Jede Übung besteht aus einer meist einfachen **Grundübung** (G) und **Variationen** (V), die die Dehnung verstärken oder abändern, im Kern allerdings den gleichen Dehnungsschwerpunkt beibehalten und damit eine Art Strukturgruppe bilden. Diese Systematik spiegelt sich auch in der bildlichen Darstellung wider: Die Einheit von Grundübung und Variationen ist mit der Demonstration durch jeweils *eine* Person ausgedrückt, wobei die Grundübung, entsprechend ihrer zentralen Bedeutung, meist größer abgebildet ist. Auch haben alle Grundübungen ihre fotografische Entsprechung, während nur eine Auswahl der Variationen dargestellt ist.

Die knappen Bildlegenden dienen lediglich als Gedankenstütze; auf keinen Fall dürfen sie das genaue Lesen der ausführlichen Übungsbeschreibungen ersetzen. Denn oft sind es erst die kleinen Hinweise, die zu einer korrekten und bewußten Ausführung verhelfen.

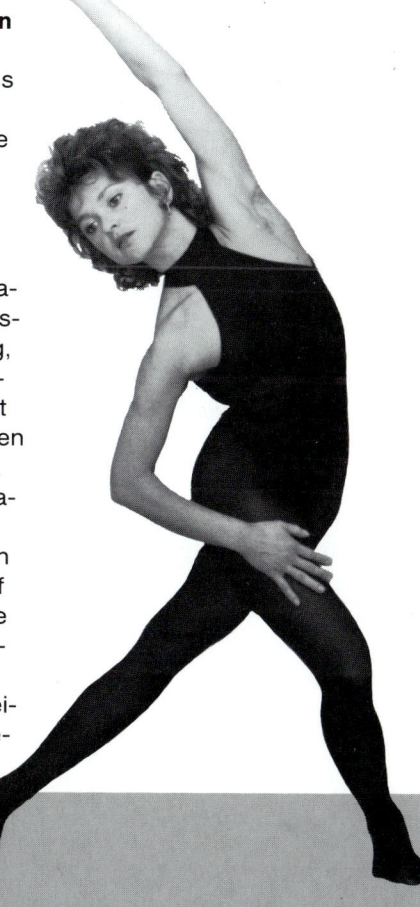

37

Hals- und Nackenmuskulatur

Alle Dehnungen für die Hals- und Nackenregion sowie für Schultergürtel und Arme sind gute Ausgleichsübungen bei langer Schreibtischtätigkeit, bei der sich durch den gebeugten Rücken und die meist hochgezogenen Schultern sehr schnell Verspannungen einschleichen. Werden die Übungen regelmäßig ausgeführt, können sie schmerzhaften Muskelverhärtungen vorbeugen, die sonst nur noch mit Massagen zu lindern sind.
Alle Übungen können im Stand oder im Sitzen ausgeführt werden. Beim Sitzen ist es allerdings wichtig, daß Sie nicht in den typischen Rundrücken zurückfallen. Für eine gerade Beckenstellung und Wirbelsäule hilft es, sich ein Kissen unterzuschieben.

Grundübung 1
Der Kopf dreht zur rechten Seite, so daß der Blick über die rechte Schulter hinweg nach hinten-oben geführt wird. Durch betontes Herabziehen der linken Schulter entwickelt sich ein Spannungsgefühl, das sich von der linken Schulter bis zum Kinn zieht.

Grundübung 2
Mit dem Blick nach vorne den Kopf zur Seite neigen. Die Schultern bleiben gerade und entspannt. Die Seitneigung des Kopfes wird vorsichtig mit einer Hand unterstützt, bis eine Spannung an der seitlichen Halsmuskulatur fühlbar ist. Der Stretch wird stärker, wenn man zusätzlich die Schultern betont nach unten zieht.

Grundübung 3
Die Hände greifen an den Nacken und beugen den Kopf nach vorne, bis das Kinn die Brust berührt. Die Schultern ziehen entspannt nach unten, wodurch die Streckung unterstützt wird. Diese Neigung einige Zeit beibehalten und die gedehnte Nackenpartie bewußt entspannen.

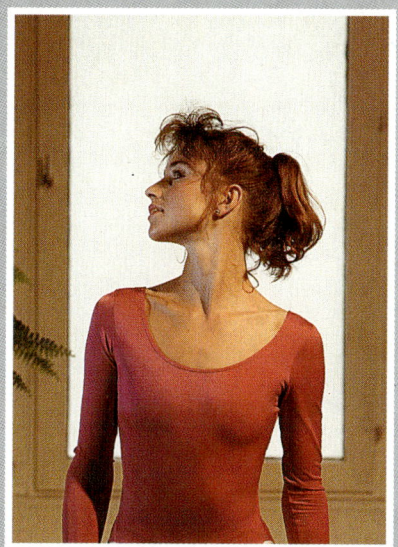

G 1: Drehen des Kopfes zur Seite

G 2: Seitliches Neigen des Kopfes

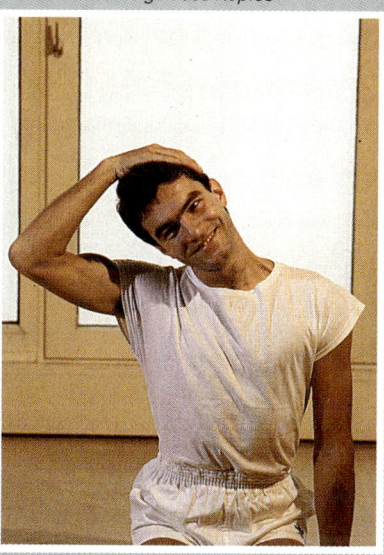

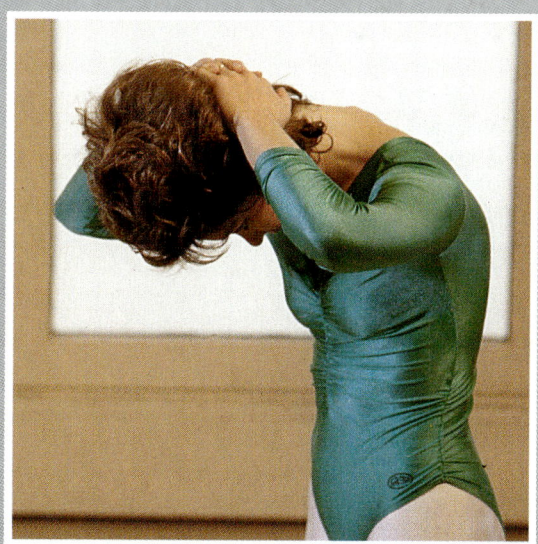

G 3: Verziehen des Kopfes

Arm- und Schulterbereich

Grundübung 4

Aus der Hochhalte wird der rechte Arm nach hinten abgewinkelt. Die linke Hand drückt nun den rechten Ellbogen nahe am Kopf nach hinten. Mit dieser Schubrichtung soll der Stretch vor allem den Armstrecker an der Rückseite des Oberarms erfassen. Dazu wird der Brustkorb nach vorne gewölbt und ebenfalls gedehnt.

Variation

■ In gleicher Armfassung kann der Schub bzw. Zug zum Kopf hin bzw. hinter dem Kopf erfolgen und damit zusätzlich die Körperseite dehnen.

Grundübung 5

Einen Arm aus der Hochhalte nach hinten abwinkeln, den anderen Arm hinter dem Rücken nach oben einschlagen. Während der Brustkorb nach vorn gewölbt wird, versuchen sich die Fingerspitzen zu berühren oder besser, zu verhaken. Sind die Finger gefaßt, kann die Dehnung durch einen Zug nach unten verstärkt werden. Dabei Schultern und Arme »schwer« lassen und tief atmen.

Haben Sie dabei noch Schwierigkeiten und Ihre Finger berühren sich – wenn überhaupt – nur unter großer Anspannung, so ist es besser, mit einem Handtuch oder Taschentuch den Abstand zwischen den Händen zu überbrücken.
Wundern Sie sich nicht, wenn Sie auf einer Seite wesentlich besser sind. Die meisten Menschen haben eine Schokoladenseite.

V: Seitwärtsziehen des abgewinkelten Armes

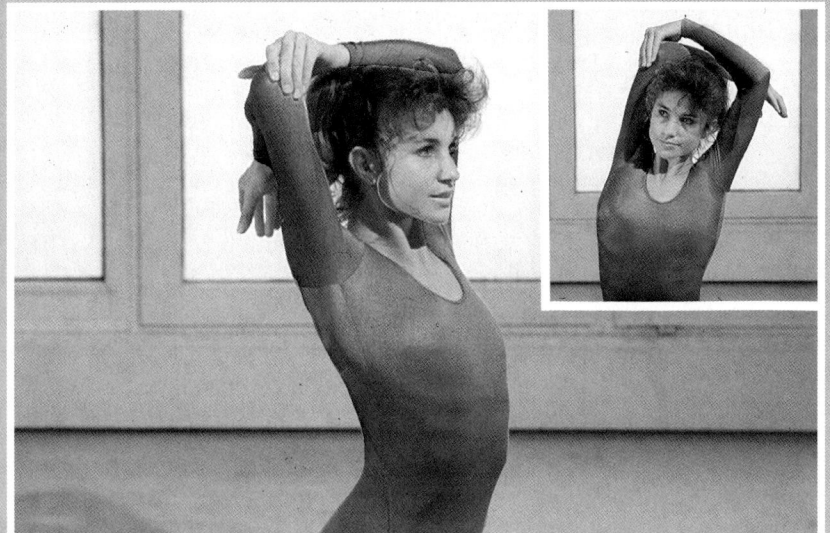

G4: Rückführen des abgewinkelten Armes

G5: Zusammenführen der Hände hinter dem Rücken

V: Bei anfänglichen Schwierigkeiten »Überbrückungshilfe« mit einem Tuch

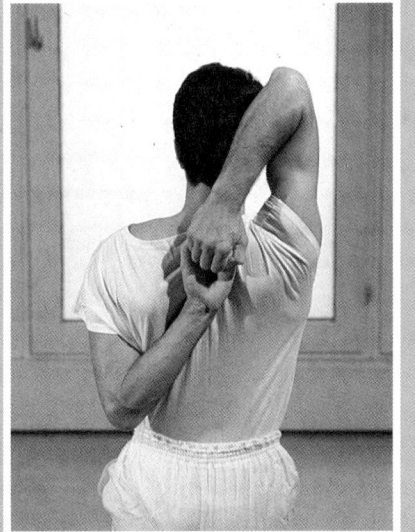

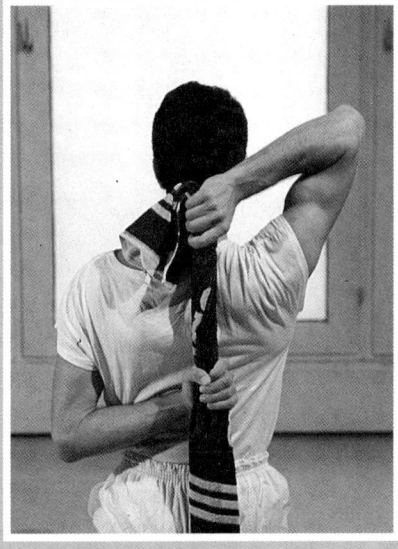

Arm- und Schulterbereich

Grundübung 6
Hände hinter dem Rücken fest miteinander verflechten. Die Arme werden vollkommen durchgestreckt, so daß sich die Schulterblätter berühren. Durch weites Vorwölben des Brustkorbes Hände nach rückwärts-aufwärts führen und dort halten. Zur Unterstützung wird der Kopf nach hinten genommen.

Variationen
■ Wird die Bewegung mit einer Rumpfvorbeuge ausgeführt, kann man die Schwerkraft auf die Arme wirken lassen und die Schulterdehnung verstärken.

■ Ähnlich kann im Fersensitz auch durch Auflegen der Arme auf ein Sofa o. ä. die Stellung rein passiv gehalten werden. Indem Sie den Brustkorb nach vorne wölben, finden Sie Ihre ideale Dehnposition.

Diese Stellung erfordert jedoch schon eine fortgeschrittene Beweglichkeit des Schultergürtels, wenn sie richtig, d. h. bei aufrechter Wirbelsäule, ausgeführt werden will.

Grundübung 7
Arme aus der Vorhalte über Kreuz nach hinten zu den Schulterblättern führen, daß die Finger den Rand der leicht nach hinten abgehobenen Schulterblätter zu fassen bekommen. Halten, bis sich ein wohltuender Stretch zwischen und unter den Schulterblättern einstellt. Die Ellbogen sollen dabei leicht nach oben ziehen.

Variation
■ Am Schulterblattrand entlangtasten und unterschiedliche Dehnungen suchen.

42

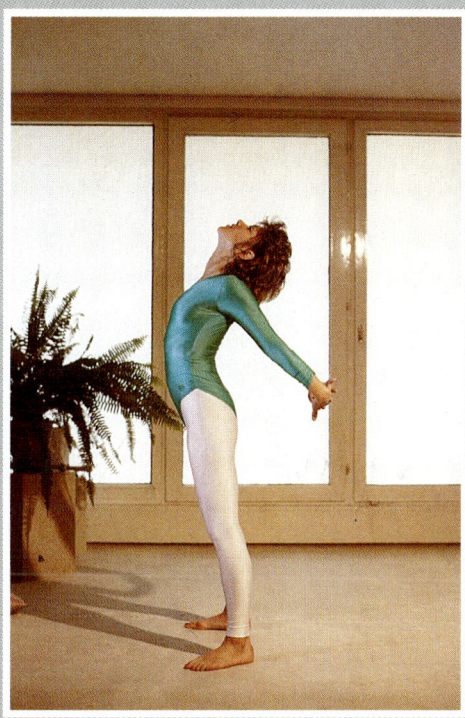

G6: Rückhochführen der gestreckten Arme

V: Tiefführen der Arme in der Rumpfvorbeuge

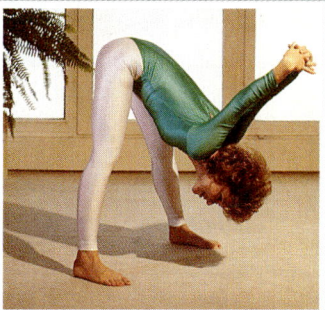

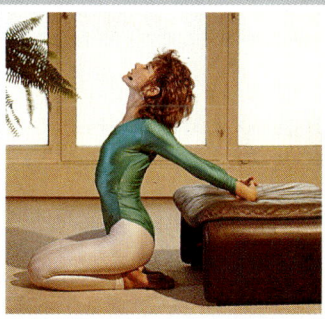

V: Passives Halten der Dehnungsstellung auf einer Auflage

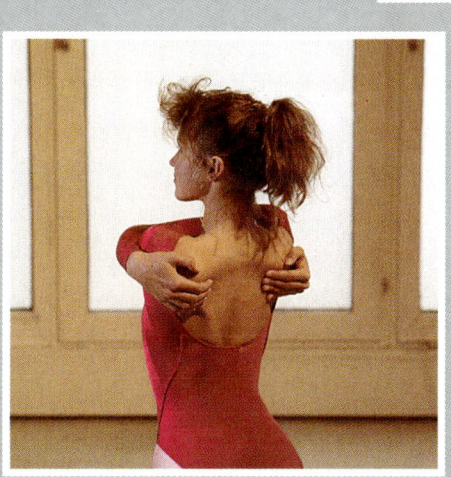

G7: Schulterdehnung durch Fassen der Schulterblätter

Arm- und Schulterbereich

Grundübung 8

Im Stand mit den Armen in Seithalte an einem Türrahmen festhalten. Die Handflächen zeigen nach vorn. Durch einen Vorwärtsschritt den Oberkörper nach vorne schieben, bis im Bereich der Brustmuskulatur beidseitig ein leichter Zug zu spüren ist.

Variationen

■ Die Arme können unterschiedlich von der Schräghoch- bis zur Schrägtiefhalte angesetzt und damit verschiedene Teile der Brustmuskulatur trainiert werden.

■ Mit einer vorsichtigen Körperdrehung wird die Dehnung auf einer Seite intensiviert.

Diese und die folgenden Übungsvariationen stellen eine gute Vorbereitung für Atmungsübungen dar, da sie die vielen kleinen Gelenke zwischen Rippen, Brustbein und Brustwirbel beweglich machen und somit den Brustkorb für eine vollständige Tiefatmung »öffnen«.

Grundübung 9

Im leichten Grätschstand bei waagrechtem Oberkörper werden die gestreckten Arme gegen eine Wand abgestützt. Den Schultergürtel langsam nach unten schieben und den Stretch beibehalten.

Hier kann ein Partner durch sanften Druck mit einer Hand auf den Bereich zwischen den Schulterblättern nachhelfen (siehe Abbildung).

Variationen

■ Durch veränderte Abstände zwischen den Händen bzw. durch Aufeinandersetzen der Hände werden unterschiedliche Anteile der Brustmuskulatur trainiert.

■ Eine Drehung des Oberkörpers intensiviert den Stretch einseitig.

Je tiefer die Rumpfbeuge ausgeführt wird, desto mehr wird gleichzeitig die hintere Oberschenkel- und Gesäßmuskulatur in die Dehnung mit einbezogen.

44

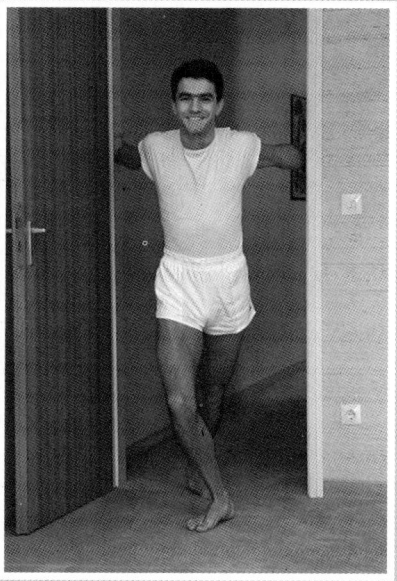

G8: Brust- und Schultermuskeldehnung an einem Türrahmen

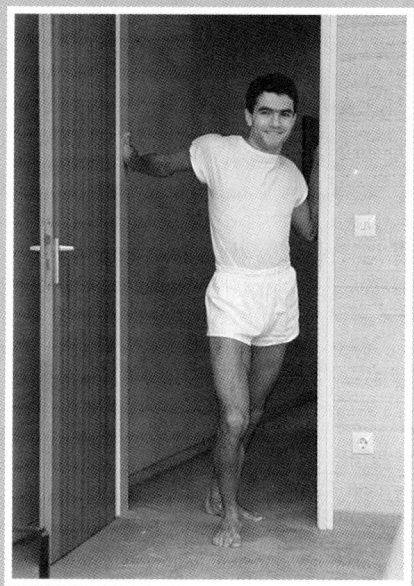

V: Einseitige Verstärkung durch Drehung des Körpers

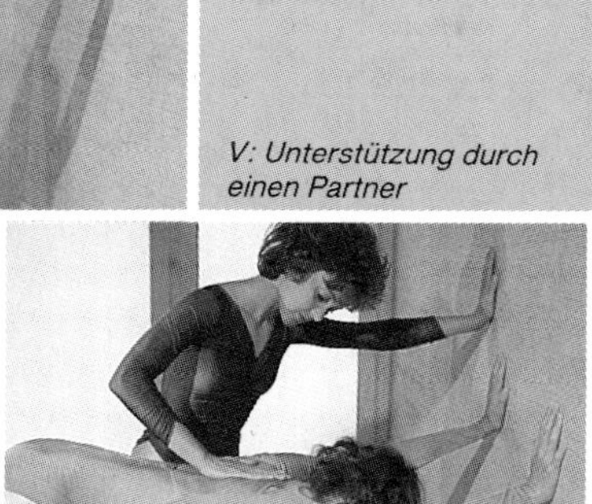

V: Unterstützung durch einen Partner

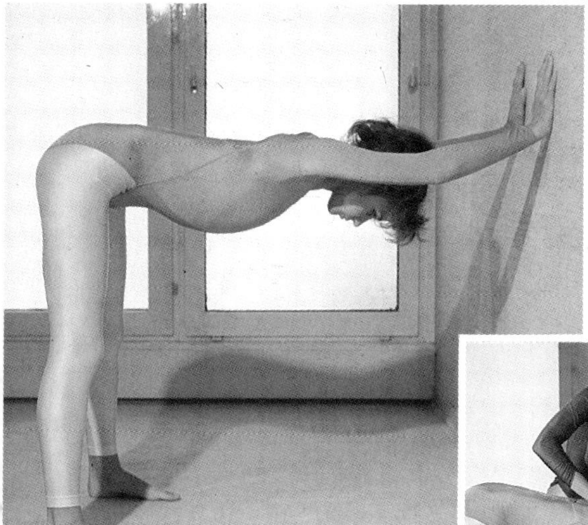

G9: Schultergürteldehnung an der Wand

Arm- und Schulterbereich

Grundübung 10

Im Sitz werden die Beine leicht angewinkelt aufgestellt, die Hände sind etwa in Schulterbreite hinter dem Körper so aufgesetzt, daß die Finger vom Körper wegzeigen. Bei gestreckten Armen wird das Gesäß langsam fußwärts geschoben, so daß die Dehnungsspannung im vorderen Schulterbereich und an den Oberarmen zu spüren ist.

Variation
- Wieder kann der Stretch durch den Abstand der Hände variiert werden.

Grundübung 11

Aus der Bankstellung werden die Arme möglichst weit vor den Körper gestreckt in Schulterbreite aufgesetzt, die Oberschenkel bleiben etwa senkrecht. Nun den Schultergürtel langsam nach unten drücken und in dieser Position verbleiben. Der Kopf ruht entspannt auf dem Boden, während man sich auf die Dehnung an der Brustmuskulatur konzentriert.

Variationen
- Der Stretchreiz kann erhöht werden, wenn die Hände nur mit den Fingerspitzen aufsetzen, so daß der Schultergürtel in eine tiefere Bogenspannung gebracht wird.

- Die rechte Hand faßt auf die linke Hand. Mit einer zusätzlichen leichten Körperdrehung nach rechts erhöht sich der Dehnungsreiz auf der gesamten rechten Körperseite.
- Einen anderen Schwerpunkt erhält die Dehnung, wenn man den rechten Arm seitlich auflegt, während das Körpergewicht auf dem gebeugten linken Arm abgestützt wird. Die rechte Schulter zieht nach unten und der Kopf dreht zur linken Seite. Auf diese Weise wird vor allem der vordere Anteil des Deltamuskels gedehnt.

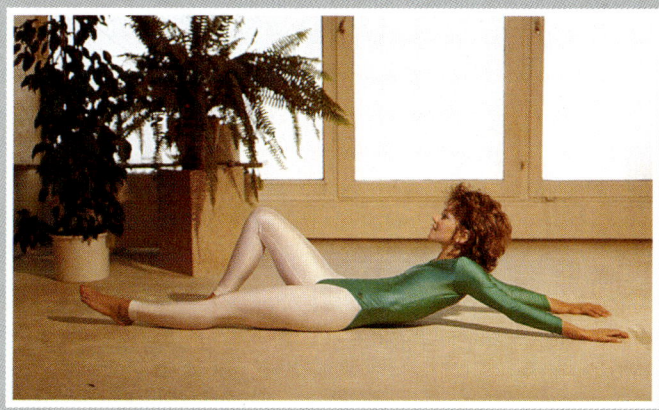

G 10: Schultergürteldehnung durch Aufsetzen der Hände weit hinter dem Rücken

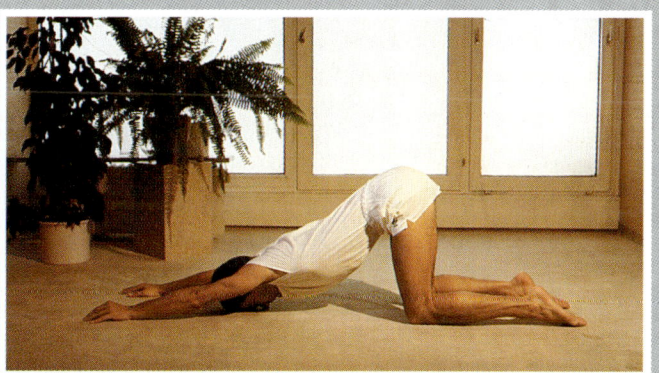

G 11: Schultern bei gestreckten Armen nach unten drücken

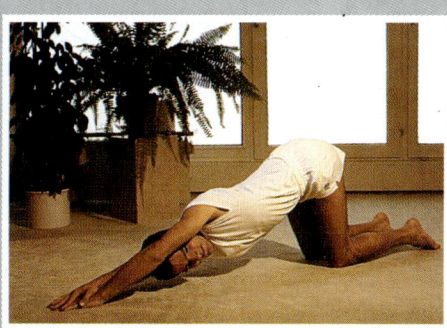

V: Drehen des Oberkörpers bei aufeinandergelegten Händen

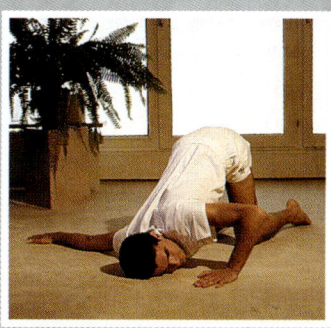

V: Einseitig verstärkte Dehnung mit seitwärts aufgelegtem Arm

Unterarmmuskulatur und Hände

Grundübung 12

In der gestreckten Armhochhalte verflechten sich die Hände ineinander, die Handflächen werden nach oben gedreht. Nun ziehen die Arme weit nach rückwärts-aufwärts. Der Kopf zieht die Wirbelsäule gleichsam nach oben und kann leicht nach rückwärts geneigt werden, um die Öffnung des Brustkorbes zu verstärken. Bei dieser Handfassung soll sich der Stretch an der gesamten Armaußenseite bis hin zu den Handballen ziehen.

Variation
■ Zieht eine Hand nach unten, kann die Dehnung des Unterarms verstärkt und zusätzlich die Hand überstreckt und damit gedehnt werden.

Grundübung 13

Die Hände falten, die Finger zeigen nach oben, die Ellbogen stehen horizontal. Während die Handflächen gegeneinanderpressen, werden die Hände nach unten geführt, bis nur noch die Finger aufeinanderliegen. Die Dehnung sollte an der Innenseite der Hand und in den Handgelenken spürbar sein.

Grundübung 14

Die Handflächen in Schulterhöhe gegen die Wand abstützen, die Fingerspitzen zeigen nach unten. Die Handballen nun fest gegen die Wand pressen und mit dem Körper so weit wie möglich zurückgehen, bis sich eine Spannung von den Unterarmen bis zu den Schultern hin ausbreitet.

Variationen
■ Werden die Arme gebeugt, zieht die Spannung mehr zu den Handballen.
■ Bei gebeugten Armen können auch die Handballen langsam von der Wand abgerollt werden, bis schließlich nur noch die Finger überstreckt sind.

Grundübung 15

Bei gebeugten Armen Handflächen hinter dem Rücken zusammenführen und möglichst die Handballen gegeneinanderpressen. Die Fingerspitzen zeigen nach oben, die Schultern werden nach hinten gezogen. In dieser »Gebetshaltung« Hände so weit wie möglich nach oben schieben. Sodann die Ellbogen nach hinten drücken, den Kopf leicht zurücknehmen und den Stretch am geweiteten Brustkorb erfühlen und beibehalten.

48

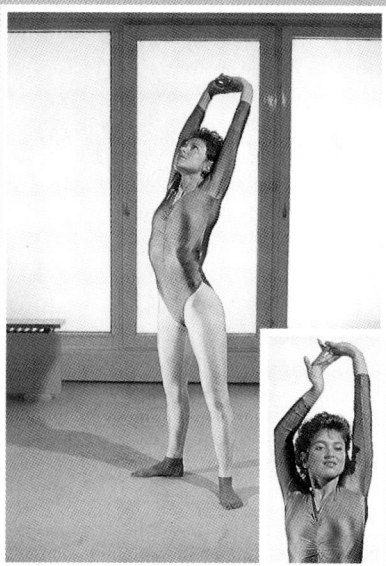

G 12: Im Flechtgriff Handflächen nach oben drehen und hochstrecken

V: Verstärkte Dehnung der Unterarm- und Handmuskulatur

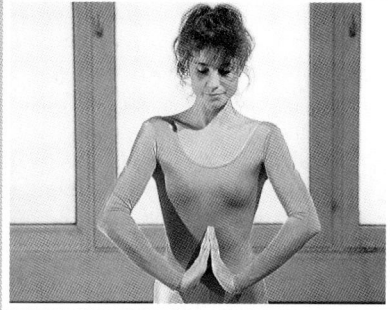

G 13: Tiefführen der »gefalteten« Hände

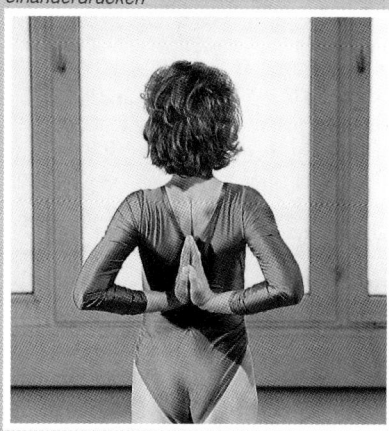

G 15: Handflächen hinter dem Rücken gegeneinanderdrücken

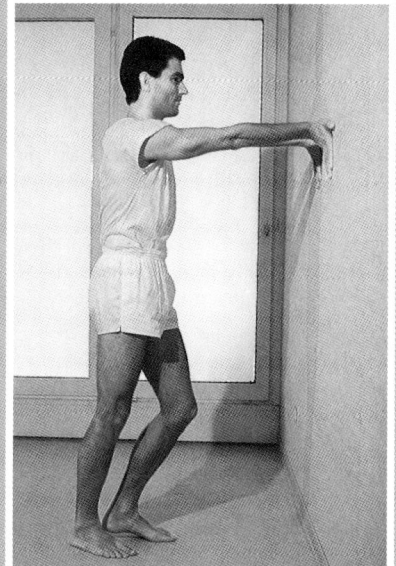

G 14: Unterarmdehnung gegen eine Wand

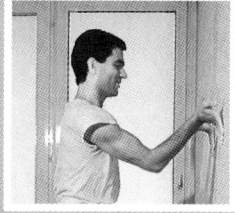

V: Durch Beugen der Arme verlagert sich die Dehnung auf die Handmuskulatur

Seitliche Rumpfmuskulatur

Die Übungen der folgenden vier Abschnitte dehnen die gesamte Rumpfmuskulatur und beugen und drehen die Wirbelsäule in alle ihr möglichen Bewegungsrichtungen. Dies hält die Muskeln, welche die einzelnen Wirbel in vielfacher Untergliederung verspannen und schützend umgeben, nicht nur elastisch, sondern stellt zudem einen wirkungsvollen Reiz für die intensive Versorgung der Bandscheiben dar.

Achtung: *Um die Bandscheiben nicht einseitig zu überlasten, sollen immer zwei Bewegungen in Aufeinanderfolge geübt werden. So schafft ein Vorwärtsbeugen (z. B. Grundübung 19) Ausgleich nach einer Überstreckung (z. B. Grundübung 23).*

Grundübung 16

Im Grätschstand wird ein Arm leicht abgestützt, der andere Arm ist in Hochhalte. Den Oberkörper leicht seitwärts beugen, wobei der gestreckte Arm in Verlängerung des Rumpfes nach schräg oben zieht. Der Kopf soll diese seitliche Streckung des Körpers fortsetzen und daher nicht im Halswirbelbereich »abknicken«.

Diese Übung sieht leichter aus, als sie ist: Meist dreht der Körper unmerklich oder die Hüfte weicht seitlich aus. Ideal wäre es, wenn Sie sich in einem Spiegel kontrollieren könnten. Beobachten Sie sich vor allem von der Seite, um eine Oberkörpervorneigung erkennen zu können. Ist kein Spiegel vorhanden, ist es hilfreich, sich vorzustellen, daß der Arm hinter dem Kopf nach schräg oben zieht.

Variationen

■ Drehen Sie den Körper in weiter Seitbeuge auf. Der Blick zeigt zur Decke, und der Brustkorb öffnet sich so weit wie möglich.

■ Gekoppelt mit einer Seitverlagerung zur gleichen Seite wird die Dehnung bis ins Bein fortgesetzt.

■ Durch ein Verschränken der Arme über bzw. hinter dem Kopf kann man den Zug selbst in den Arm-Schulterbereich hinein verlängern.

■ Das rechte Bein kreuzt weit neben das linke, die Hüfte bleibt frontal. Nun zieht der Oberkörper in die Seitbeuge, wobei der linke Arm gestreckt über dem Kopf nach schräg oben zieht. Mit der Beugung des rechten Beines wird zunehmend Gewicht auf das rechte Bein verlagert und der Stretch an der linken Körperseite erfühlt.

50

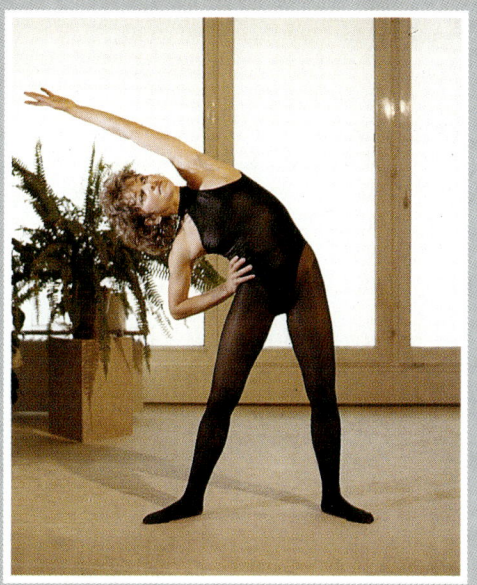

G 16: Oberkörperseitbeuge

V: In der Seitbeuge Drehung des Oberkörpers nach oben

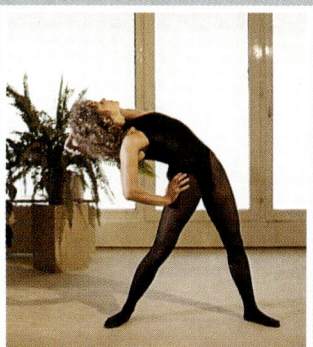

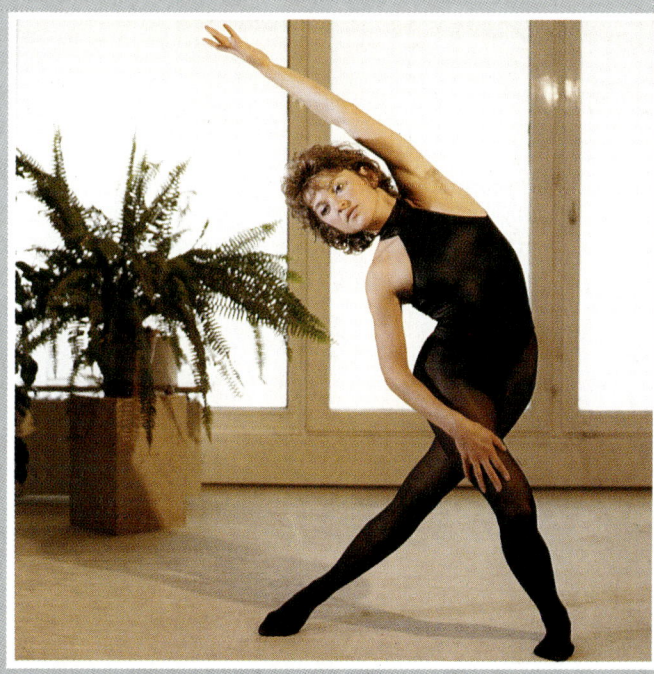

V: Intensivierung der Seitendehnung durch Überkreuzen der Beine

Seitliche Rumpfmuskulatur

Grundübung 17

Aus dem Kniestand wird das Bein seitwärts gestreckt ausgestellt und das Gewicht ist auf dem Arm abgestützt. Der andere Arm zieht gestreckt nach schräg oben, bis die gesamte seitliche Rumpfmuskulatur in Streckung ist. Die Hüfte wird so weit wie möglich nach vorne geschoben, bis das gestreckte Bein, der Rumpf und der Arm eine Linie bilden. Kopf leicht in den Nacken nehmen und in diesem Stretch entspannen und ruhig atmen.

Variationen

■ Je weiter das gestreckte Bein nach hinten gesetzt wird, desto stärker verlagert sich der Stretch auf die Körpervorderseite, vor allem auf die schräge Bauchmuskulatur.

■ Bei gleicher Überstreckung wird das rechte Bein gebeugt, die Füße liegen gekreuzt aufeinander. Die Hüfte ist weit geöffnet und nach oben gedreht, der Blick zeigt nach hinten-oben.

Grundübung 18

Eine Stange in Reichhöhe mit beiden Händen fassen und durch Beugen der Knie zum Hängen kommen. Völlig entspannen und tief atmen.

Diese Übung ist eine hervorragende Streckung des gesamten Körpers und entlastet vor allem wohltuend die Wirbelsäule bzw. die Bandscheiben. Eine Möglichkeit zum Hängen findet sich nicht nur in der Turnhalle an Reck oder Ringen. Versuchen Sie es einmal an einer Teppichstange, einem Ast oder einem Türstock.

Variation

■ Ist die Reckstange gut in Reichhöhe, kann der Körper in eine seitliche Bogenspannung oder auch eine leichte Überstreckung gebracht werden. Der Körper wird dabei nicht verdreht.

52

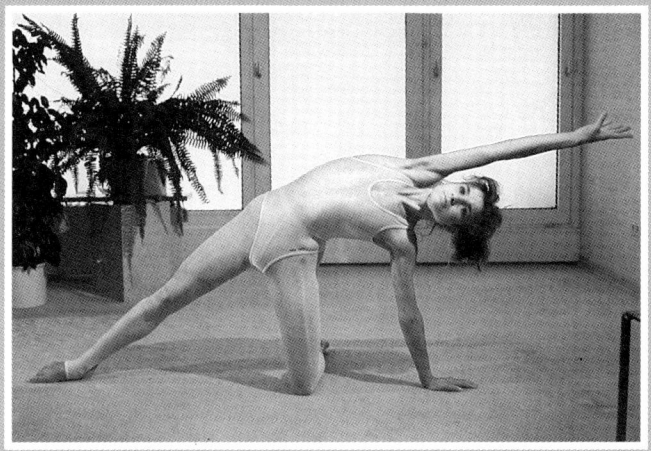

G 17: Dehnung der seitlichen und vorderen
Rumpfmuskulatur im Kniestand

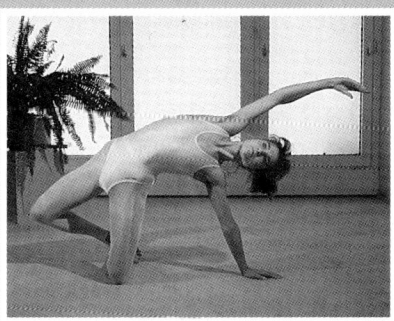

V: Verstärkte Überstreckung durch
Überkreuzen der Füße

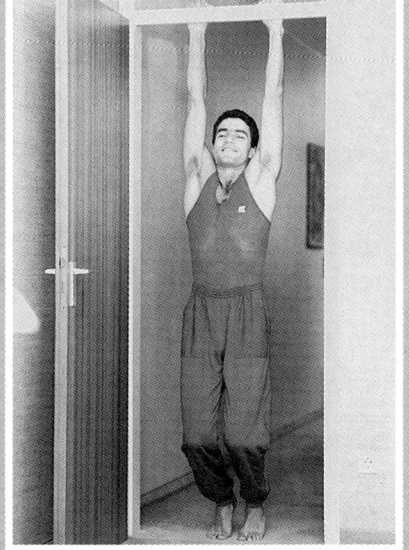

G 18: Entspanntes »Aushängen« zur
Streckung des gesamten Körpers

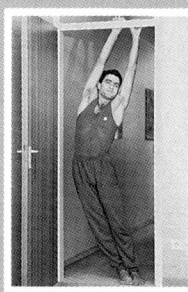

V: Verstärken der seitlichen Streckung

Rückenmuskulatur

Grundübung 19

Im Stand die Hände auf den Hinterkopf fassen. Der Oberkörper rollt nach vorne-unten, indem die Wirbelsäule vom Hals ausgehend sich bewußt Wirbel um Wirbel nach vorne krümmt. Das Kinn ruht auf dem Brustbein und die Hände verstärken sanft den Zug, der sich im Nacken längs der Wirbelsäule ausbreitet.

Variation
■ Durch eine Beugung in den Knien wird die Rundung des Rückens bis zum Lenden- und Kreuzbein und Gesäß fortgesetzt.

Grundübung 20

Im Sitz werden die Beine hüftbreit angewinkelt aufgestellt. Nun fassen die Arme von innen unter den Beinen durch und umfassen die Fußriste. Kopf und Oberkörper ziehen langsam nach vorne-unten, möglichst bis der Scheitel den Boden berührt. Mit Hilfe der Hände kann die Position gehalten werden. Der Stretch ist längs der Wirbelsäule zu fühlen und betrifft die tiefe Rückenmuskulatur sowie je nach Zug der Hände die Muskulatur des Schultergürtels.

Variation
■ Die Fußflächen zeigen zueinander, werden von den Händen umschlossen und nahe zum Gesäß gezogen. Die Knie werden durch die am Körper gehaltenen Ellbogen sanft zum Boden hin gedrückt. Wie bei der Grundübung beugen sich Kopf und Oberkörper nach unten, bis sich Stirn und Hände möglichst berühren. In dieser Stellung verbleiben und bewußt atmen.

Je weiter die Fersen zum Körper gezogen werden, desto mehr erfährt auch die Gesäß- und Beinmuskulatur eine Dehnung.

54

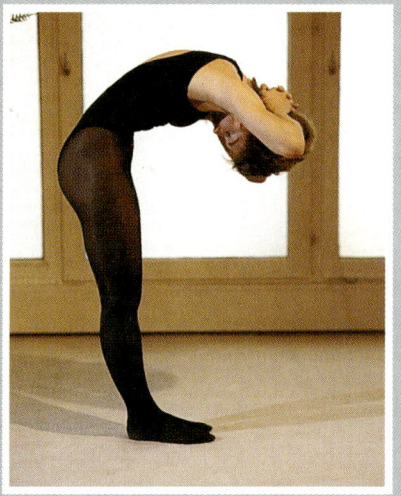

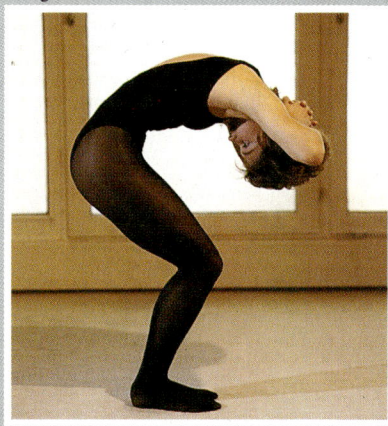

V: Verstärkung der Rückenrundung durch Beugen der Beine

G 19: Rundung von Hals- und Brustwirbel-säule im Stand

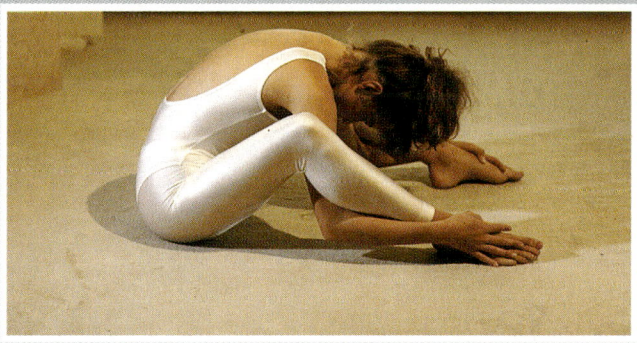

G 20: Dehnung der geraden Rückenmuskulatur im Sitz

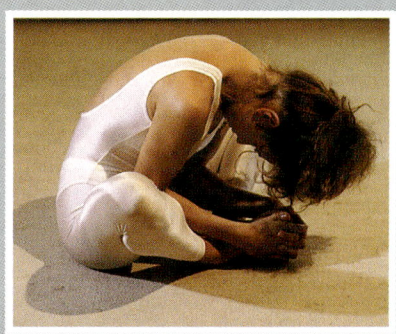

V: Rückendehnung im Sitz mit den Fußflächen zueinander

Rückenmuskulatur

Grundübung 21
Aus der Rückenlage Beine über den Kopf führen und gestreckt auf einem Stuhl, Sofa o. ä. ablegen. Die Arme sind locker hinter dem Kopf abgelegt. Es ist ratsam, unter Kopf und Nacken ein Kissen zu legen. Atmen Sie auch hier so tief wie möglich, indem Sie vor allem das Vorwölben des Bauches betonen, da die Brustkorbbewegung durch die Krümmung eingeschränkt wird.

Variationen
■ Fällt Ihnen diese Übung nicht mehr schwer, so können die Beine auf den Boden, möglichst weit hinter dem Kopf, aufgesetzt werden. Der Kopf weicht dabei nicht zur Seite aus.
■ Ein Höchstmaß an Dehnung für die langen Rückenstrecker ist erreicht, wenn die Knie neben die Ohren abgesetzt werden. Die Arme liegen hinter dem Kopf und umschließen die Unterschenkel.
■ Eine intensivere einseitige Dehnung für die langen Rückenstrekker und die breite Rückenmuskulatur erreicht man, wenn beide Knie auf eine Seite abgelegt werden.

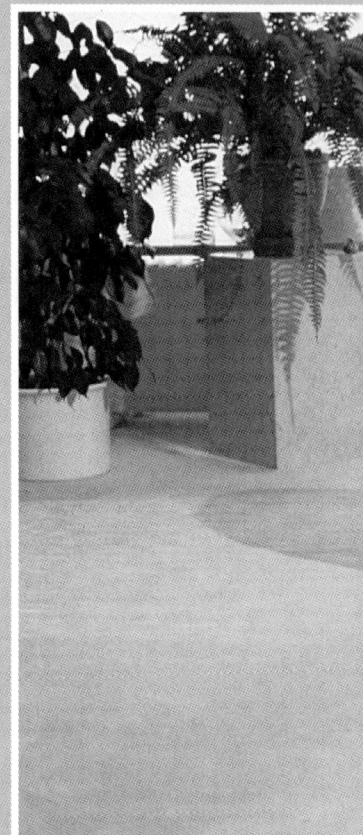
G21: Ablegen der Beine hinter dem Kopf

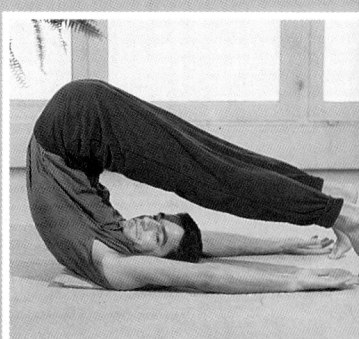
V: Ablegen der gestreckten Beine hinter dem Kopf auf dem Boden

56

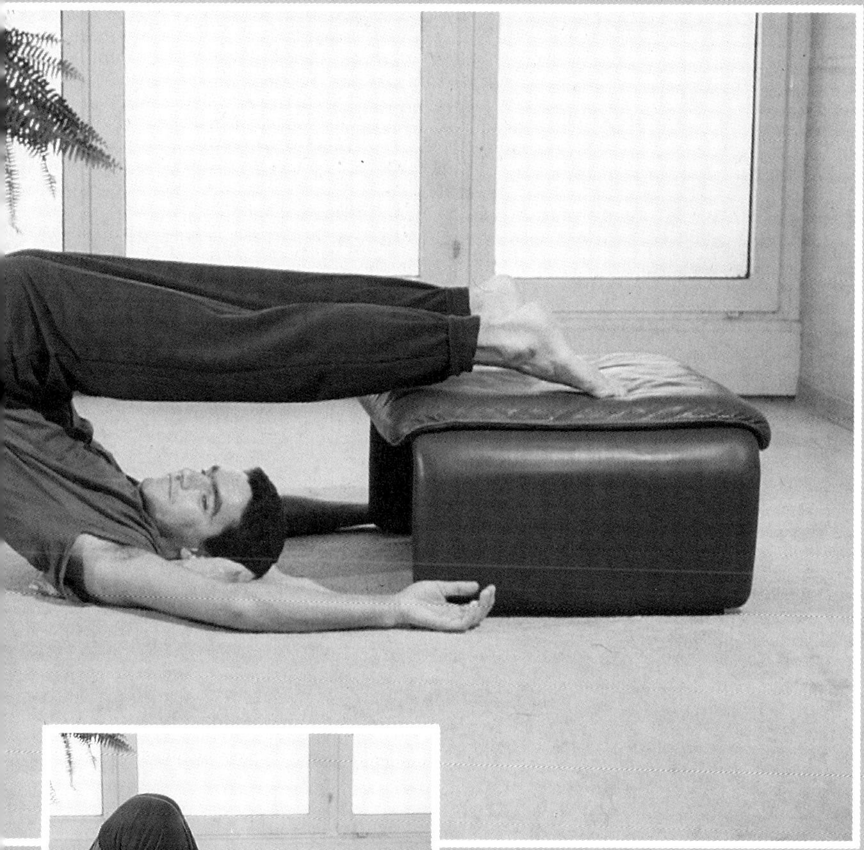

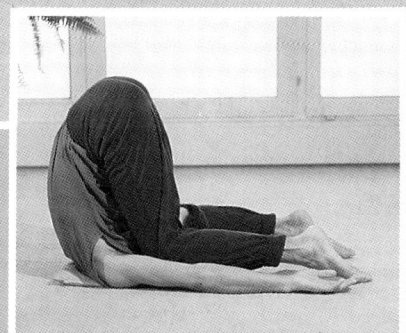

V: Ablegen der Knie neben dem Kopf

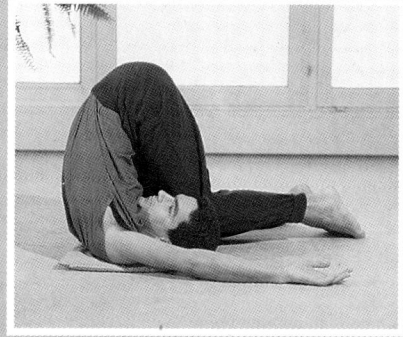

V: Einseitige Intensivierung durch Ablegen
beider Beine zu einer Seite

Vordere Rumpfmuskulatur

Grundübung 22
Sitz auf einem Schemel, Kissenberg, Kastenteil o. ä. Während sich die Hände am vorderen Rand einhalten, langsam rückwärts absenken, so daß der Kopf auf dem Boden ruht. Ist eine angenehme Position gefunden, die Arme lang ausstrecken, Schultern locker hängen lassen und ganz entspannen. Es soll eine wohltuende Streckung der Bauchmuskulatur und der Bauchorgane zu spüren sein.

Variation
■ Der Stretch ist an der Auflagekante am größten. Wandern Sie daher mit dem Rückgrat an der Kante entlang und probieren Sie verschiedene Positionen aus.

Grundübung 23
In ganz entspannter Bauchlage Hände in Schulterbreite vor dem Kopf aufsetzen. Die gebeugten Arme vorsichtig zur Streckung bringen und den Kopf in den Nakken nehmen, so daß sich eine wohltuende Dehnung an der Körpervorderseite einstellt.

Variation
■ Ist eine gewisse Beweglichkeit im Lendenwirbelbereich erreicht, können die Arme senkrecht aufgestützt und das Körpergewicht darauf abgestützt werden. Wegen der verstärkten Überstreckung in der Hüfte werden die Hüftbeuger mitgedehnt.

Diese Übung – im Yoga *Kobra* oder *Schlangenhaltung* genannt – ist, wie der Name andeutet, gut für eine bewegliche und »wendige« Wirbelsäule. Wegen der Streckung der vorderen Bauchorgane bei gleichzeitiger Komprimierung der rückwärtigen Organe wird dieser Übung eine Heilwirkung bei vielen organischen Funktionsstörungen zugeschrieben.

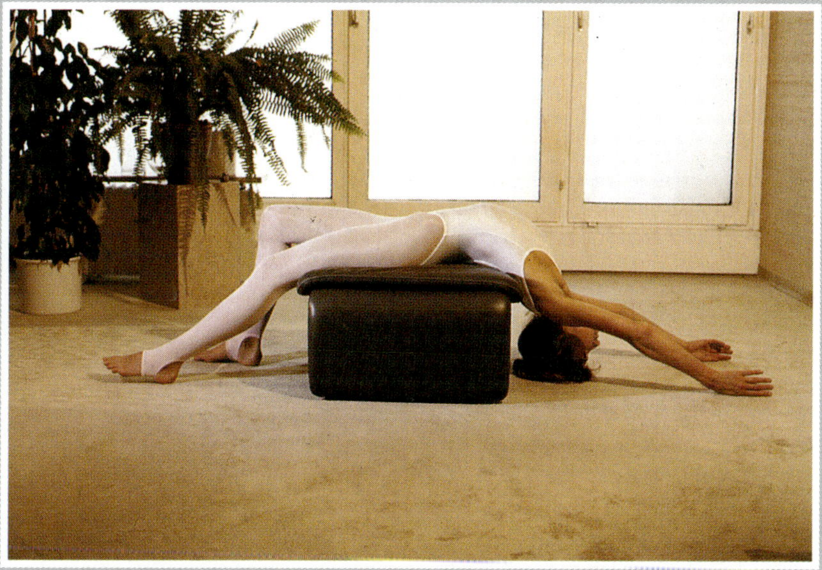

G 22: Entspanntes Zurücklegen auf einem Schemel zur Streckung der Körpervorderseite

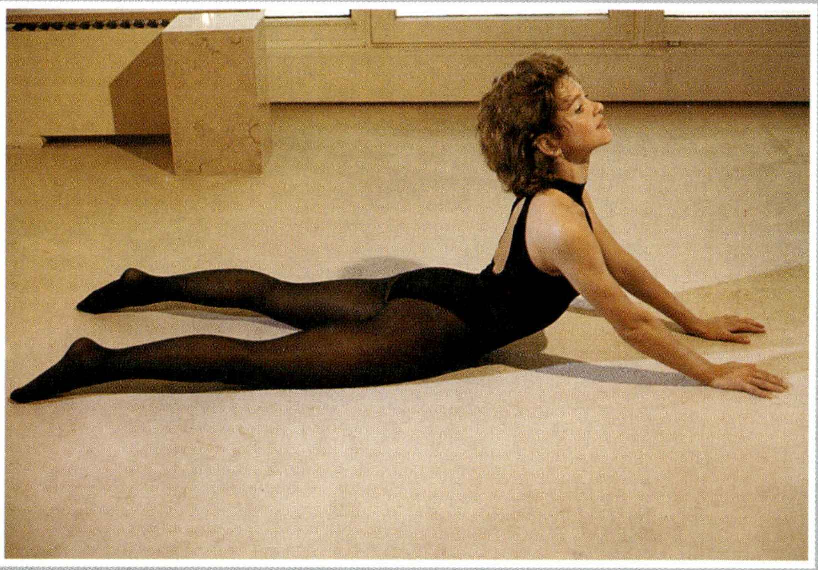

G 23: In der Bauchlage Körperüberstreckung durch Abstützen des Körpers auf die Arme

Grundübung 24

Aus dem Kniestand, mit etwa hüftbreitem Abstand der Beine, Oberkörper zurücklehnen und mit den Händen auf den Fersen abstützen. Den Kopf zurücknehmen und mit dem Ausatmen die Hüfte möglichst weit nach vorne schieben, bis der Körper einen Bogen bildet und sich ein Zug an Bauch- und Oberschenkelvorderseite einstellt. Versuchen Sie, ganz normal zu atmen, das Gesicht nicht zu verkrampfen und in der Bogenspannung zu bleiben.

Variationen
■ Schwieriger wird die Übung, wenn die Beine geschlossen werden.
■ Stützt man sich mit beiden Händen hinter den Füßen auf dem Boden ab, so wird in erster Linie eine Spannung in den Oberschenkeln erwirkt.
■ Auch hier kann man eine einseitige Intensivierung erzielen, indem nur eine Hand auf der Ferse abstützt und der andere Arm in Hochhalte nach oben steht. Je nach Beweglichkeit kann die Hand zur nahen Ferse ziehen oder sich auch mit zusätzlicher Körperverwringung auf der weiter entfernten Ferse abstützen.

Achtung: Bei Verletzungen oder Schäden an der Wirbelsäule dürfen diese Übungen nicht gemacht werden!

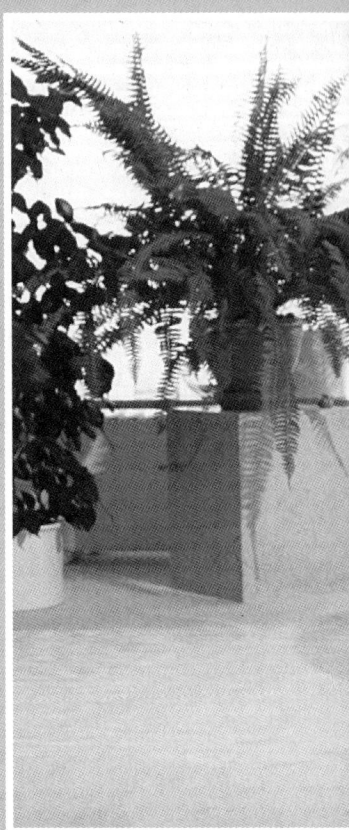

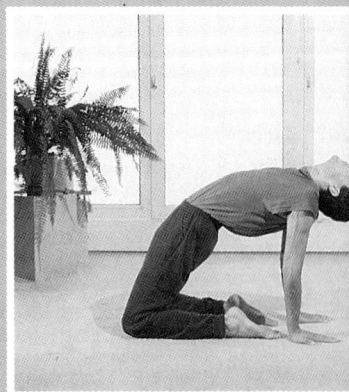

V: Aufstützen der Hände hinter den Füßen

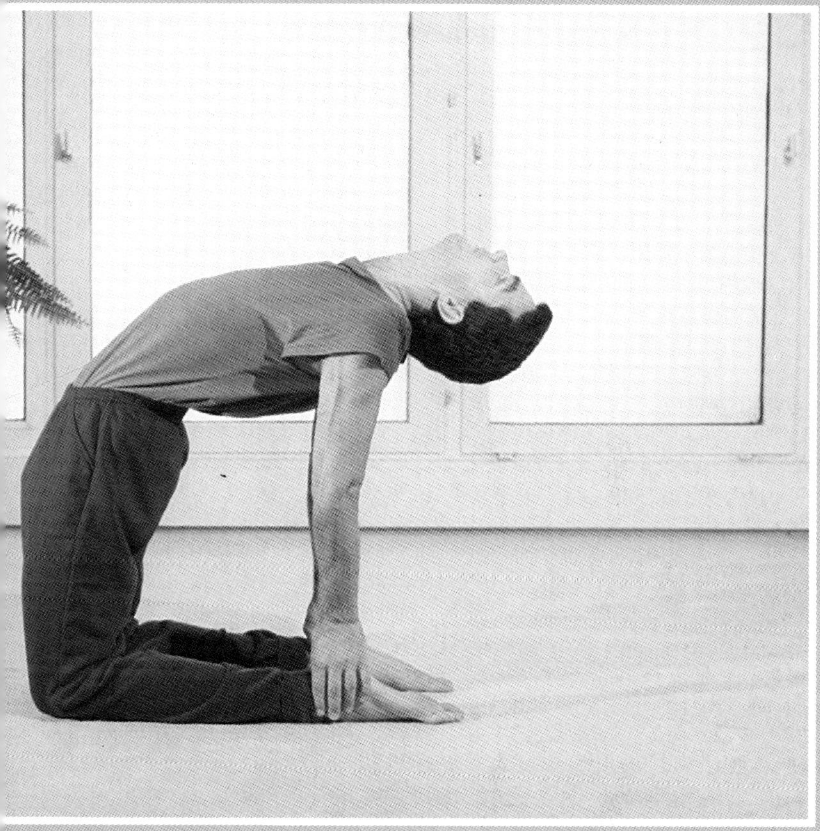

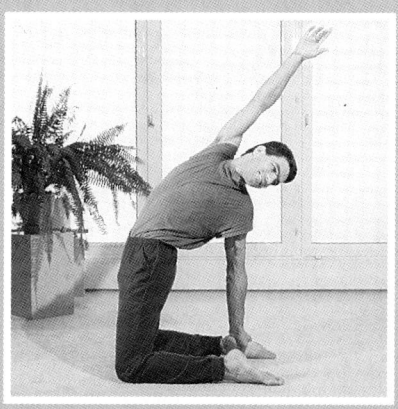

G 24: Rückbeugen des Oberkörpers im Kniestand

V: Einseitige Intensivierung durch seitliche
Verwringung des Oberkörpers

Vordere Rumpfmuskulatur

Grundübung 25

In der Rückenlage, mit dem Gesäß etwa ½ m von der Wand entfernt, die gebeugten Beine hüftbreit gegen die Wand abstützen. Mit Hilfe der Hände, die das Gesäß oder den Lendenbereich nach oben drükken, wird der Körper zur Streckung oder sogar Überstreckung gebracht. Nur noch der Nacken ruht auf dem Boden. Um die empfindlichen Halswirbel nicht zu verletzen, sollten Kopf und Nacken durch Kissen gepolstert sein. Durch langsames Abrollen der Hals-, Brust- und Lendenwirbel zurück zur Ausgangslage kommen.

Die wohltuende Wirkung dieser Übung beruht darin, daß die Bauchorgane durch die Kopfstellung mit der Schwerkraft zum Brustkorb gezogen werden. Wenn Sie zusätzlich eine betonte Bauchatmung durchführen, erfahren die Bauchorgane eine hervorragende Massage.
Diese Übung hat gegenüber der bekannten Kerze den Vorteil, daß mit der Wand als Stützhilfe die Körperstreckung nicht durch Kraftanstrengung gehalten werden muß. Während sonst die Beine gern vornüber-»klappen«, kann die Überstreckung hier leicht auch längere Zeit entspannt beibehalten werden.

Variation

■ Die Schwerkraftwirkung auf die Bauchorgane kann verstärkt werden, wenn man näher an die Wand rückt und somit den Körper mehr der Senkrechten annähert.

Grundübung 26

Brücke: Wichtig dabei ist, zunächst die Arme voll durchzustrecken und den Kopf in den Nacken zu nehmen, d. h. auf die Hände zu schauen. Die Fingerspitzen zeigen zu den Füßen. Die Fußsohlen bleiben am Boden. Gelingt dies, dann versuchen Sie, die Beine zu strecken. Hierdurch wird die Krümmung vermehrt in den Brustbereich verlagert, wo die Wirbelsäule mehr Spielraum für die sog. Lordosenkrümmung bietet. Es ist daher nicht das Ziel, Hände und Beine um jeden Preis anzunähern!

Besonders für Fortgeschrittene, die schon eine überdurchschnittliche Beweglichkeit in den Brustwirbeln und im Schultergürtel erreicht haben, stellt die Brücke eine hervorragende Dehnung der gesamten vorderen Bein-, Rumpf- und Schultermuskulatur dar. Für Anfänger ist sie lediglich ein »Kraftakt« und daher als Stretching-Übung nicht sinnvoll! Zum Erlernen ist die Hilfe durch einen Partner von großem Wert (s. »Stretching zu zweit«, Seite 108).

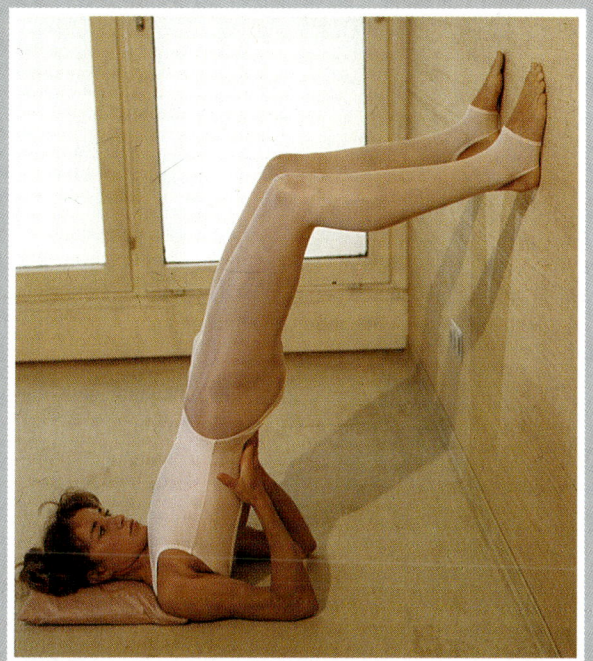

G 25: Körperüberstreckung im Nackenstand mit den Füßen an der Wand

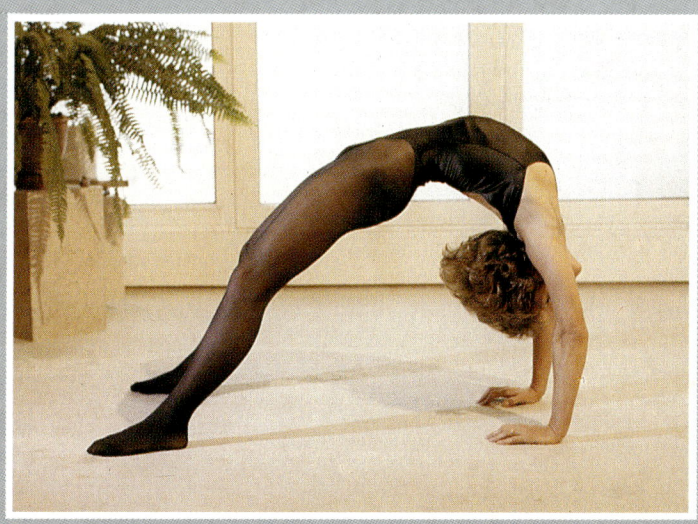

G 26: Für Fortgeschrittene: Brücke

Gesamte Rumpfmuskulatur

Die folgenden Längsverwringungen der Wirbelsäule können beginnenden Versteifungen im Lenden- und Brustkorbbereich schonend vorbeugen. Dazu ist bei allen Übungen darauf zu achten, daß die Wirbelsäule immer zuerst ganz gerade gestreckt wird. Dies gilt besonders im Sitz. Wichtig ist auch, daß Sie die Körperstellung lang- sam einnehmen und einen Wirbel nach dem anderen verwringen. Beginnen Sie am untersten Lendenwirbel und arbeiten Sie sich so bis zum Hals vor, wo eine Kopfdrehung die Bewegung abschließt.

Grundübung 27
Aus dem Grätschstand den Oberkörper nach vorne beugen und mit der linken Hand die rechte Ferse fassen. Wichtig für die Körperverwringung ist nun, daß der rechte Arm weit nach schräg-rückwärts zieht und mit einer Kopfdrehung der Blick zur rechten Hand zeigt.

Variation
■ Je nach individueller Beweglichkeit kann die Grätsche erweitert und dadurch eine Dehnung der hinteren und inneren Beinmuskulatur miteinbezogen werden.

Grundübung 28
Aus dem Kniestand rechts seitlich neben die Unterschenkel absetzen, so daß möglichst beide Gesäßhälften zum Boden ziehen. Die linke Hand faßt auf das rechte Knie und unterstützt eine langsame Drehung des Körpers nach rechts, indem bewußt nacheinander Lenden-, Brust- und Halswirbel sich nach rechts verwringen. Die Position fixieren, indem die rechte Hand weit hinter den Rücken zieht und

auf dem Boden aufstützt, die linke Hand schiebt die Fingerspitzen unter das Knie. Einen Fixpunkt mit den Augen suchen, durchatmen und in dieser Position verbleiben.

Variationen
■ Haben Sie schon eine gewisse Vertrautheit mit dieser Stellung erlangt, versuchen Sie, mit dem rechten Arm hinter dem Rücken den linken Oberarm zu fassen.

Kann dieser Stretch allerdings nur unter Verkrampfungen gehalten werden, verliert er seinen Sinn. Wie auch bei anderen Übungen gilt hier: Lieber die einfache Grundübung länger ausführen, als sich mit unnötigen »Verrenkungen« zu verletzen.

■ Aus dieser Wirbelsäulenverwringung heraus kann der Oberkörper weit nach vorne-unten gebeugt werden. Die Dehnung ist hierbei vor allem im breiten Rückenmuskel zu spüren.

64

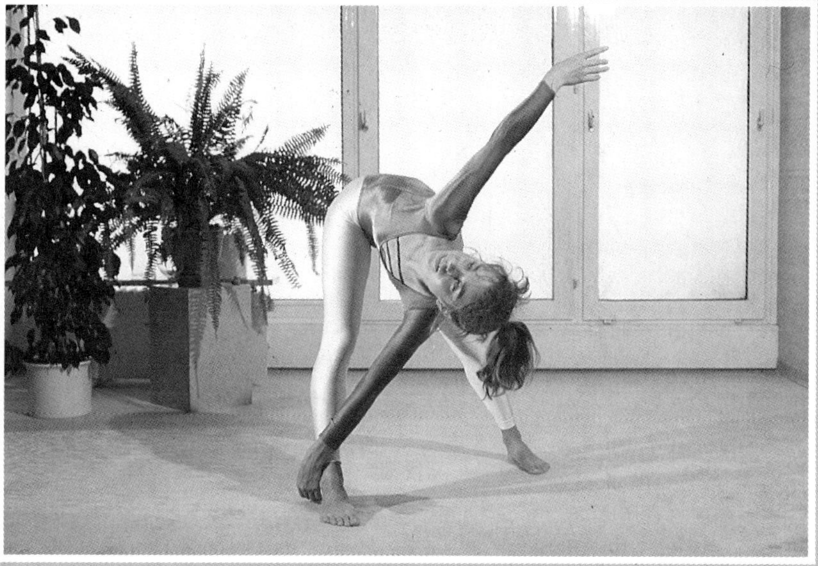

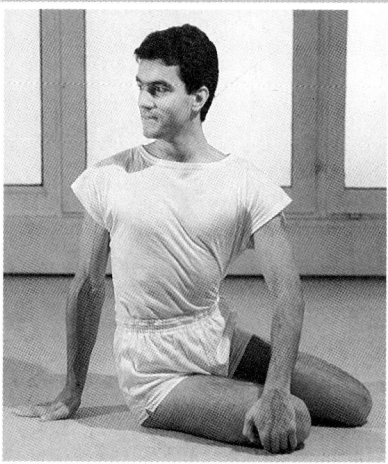

G 27: Oberkörperverwringung in der Rumpfvorbeuge

G 28: Verwringung der Wirbelsäule im Sitz bei seitlich abgewinkelten Beinen

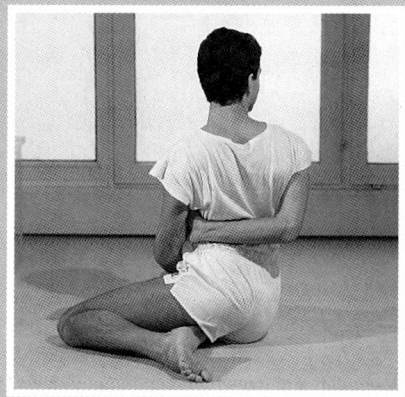

V: Fixieren der Position durch Fassen der Arme

Gesamte Rumpfmuskulatur

Grundübung 29
In der Bankstellung reicht der rechte Arm weit unter dem gebeugten linken Arm hindurch, so daß die rechte Schulter auf dem Boden ruht, der Kopf liegt entspannt seitlich auf dem Boden. Der linke Arm zieht nun gestreckt nach rückwärts, um die Körperverwringung fortzuführen.

Variation
■ Der rechte Arm greift zwischen den Knien so weit wie möglich nach hinten, bis die rechte Schulter auf dem Boden ruht. Der linke Arm wird gestreckt hinter dem Rücken auf dem Boden abgelegt. Um ein entspanntes Gleichgewicht zu erreichen, wird das linke Bein ausgestreckt.

Diese Position bietet eine optimale Dehnung des breiten Rückenmuskels sowie der Schultermuskulatur.

Grundübung 30
Im Strecksitz das linke Bein beugen und die Ferse bis an das Gesäß heranziehen. Die Fußsohle bleibt ganz auf dem Boden. Mit einer Körperdrehung zum aufgestellten Bein zieht der linke Arm weit hinter den Körper und wird sodann auf den Boden aufgestützt. Versuchen Sie, dabei die Wirbelsäule ganz geradezustrecken. Diese Stellung fixieren, indem die rechte

Armaußenseite gegen das linke Knie drückt und mit der Hand auf den linken Fuß faßt. Eine Kopfdrehung nach links setzt die Verwringung bis in den Halsbereich fort.

Variationen
■ Eine größere Einheit des Körpers erzielt folgende Beinstellung: Das linke gebeugte Bein wird über das rechte gekreuzt und fest an den Körper herangezogen, das rechte Bein ist eingeschlagen, so daß die Ferse das Gesäß berührt, die linke Hüftseite weicht möglichst nicht nach oben aus. Wie bei der Grundübung wird die Körperverwringung durch einen Druck des Armes gegen das Knie gehalten.
■ Verhaken Sie den linken Arm hinter dem Rücken am rechten Oberarm, oder, wenn dies nicht gelingt, legen Sie die Hand auf den Oberschenkel. Die rechte Hüftseite auf dem Boden lassen und wirklich nur die Wirbelsäule drehen.

Dieser Stretch gehört zu den typischen Yoga-Übungen. Wegen der optimalen Verwringung der Wirbelsäule wird ihr eine hohe Heilwirkung bei Rückenschmerzen und Haltungsschwächen zugeschrieben. Daneben soll sie eine Hilfe bei Rheuma, Blasen- und Leberfunktionsstörungen bieten.

66

V: Schulter zieht zu den Knien

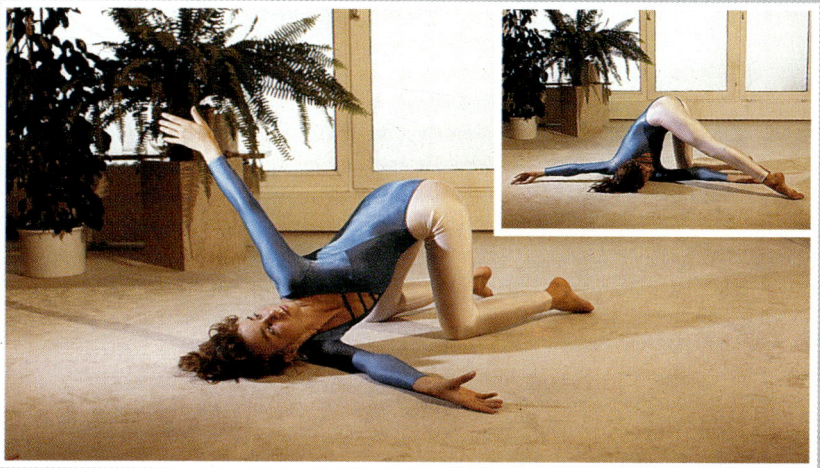

G 29: Im Kniestand Körperverwringung durch Auflegen einer Schulter

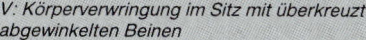

V: Körperverwringung im Sitz mit überkreuzt abgewinkelten Beinen

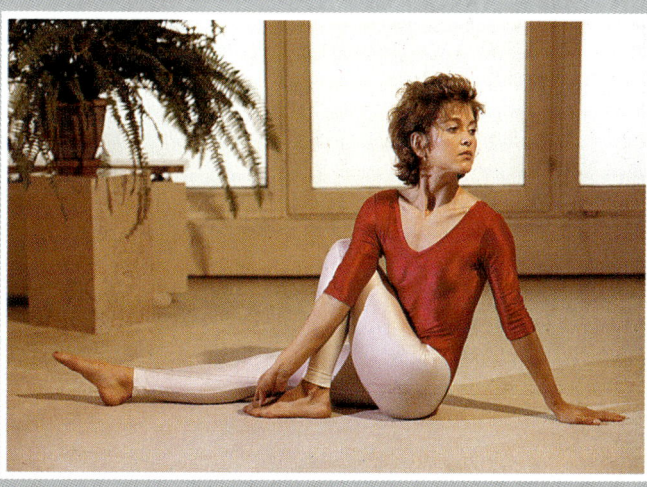

G 30: Körperverwringung im Strecksitz

Vordere Oberschenkelmuskulatur

Die Dehnungsfähigkeit der vorderen, inneren und hinteren Beinmuskulatur ist allzuoft ein Schwachpunkt. Vor allem die innere und hintere Oberschenkelmuskulatur ist bei vielen Menschen verkürzt, weshalb diese Übungen auch als am schwierigsten empfunden werden. Eine freie Hüftbeweglichkeit aber ist Voraussetzung für eine uneingeschränkte Koordination der Bewegungen beim Gehen und Laufen, für die natürliche Beckenstellung und schließlich für eine gute Haltung. Die Tatsache, daß bei Sportlern die meisten Muskelrisse am Oberschenkel auftreten, bestätigt nur einmal mehr, daß dieser Bereich nicht vernachlässigt werden darf.

Männer werden bei den folgenden Übungen deutlich mehr Schwierigkeiten haben, da ihr Hüftgelenk anatomisch anders gebaut ist als das der Frauen. Daß mit Übung dennoch große Fortschritte erzielt werden, beweisen die Turner.

Grundübung 31

In der Bauchlage ein Bein anwinkeln und mit beiden Händen am Knöchel umfassen. Kopf entspannt zur Seite ablegen und den Stretch individuell verstärken. Als Vorübung kann der Fuß erst nur mit einer Hand gehalten werden.

Variation

■ Die linke Hand umfaßt den rechten Knöchel und zieht das Bein und den Oberkörper so weit wie möglich nach oben. Der rechte Arm stützt den Körper ab und ermöglicht damit eine Entspannung.

Grundübung 32

Aus dem Fersensitz ein Bein so weit wie möglich nach rückwärts strecken, wobei der Fußrist ganz gerade auf dem Boden aufliegt und das Gesäß auf der Ferse des gebeugten Beines ruht. Die Hände sind auf dem vorderen Knie aufgestützt. Durch ein Aufrichten des Oberkörpers ist der Stretch an der Beinvorderseite und im Leistenbereich fühlbar. Achten Sie darauf, daß die Hüfte nicht nach oben ausweicht.

Variationen

■ Schwieriger wird es, wenn das gebeugte Bein vor dem Körper eingeschlagen wird, da hier eine starke Dehnung der Gesäßmuskulatur hinzukommt.

■ Durch Anwinkeln des hinteren Beines gegen eine Wand verstärkt sich die Spannung an der Oberschenkelvorderseite erheblich.

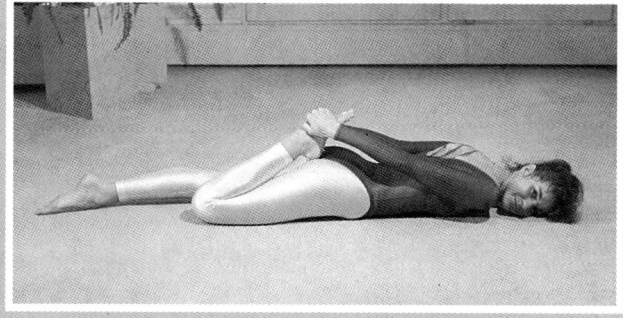

G 31: Rückwärtiges Anwinkeln eines Beines in der Bauchlage

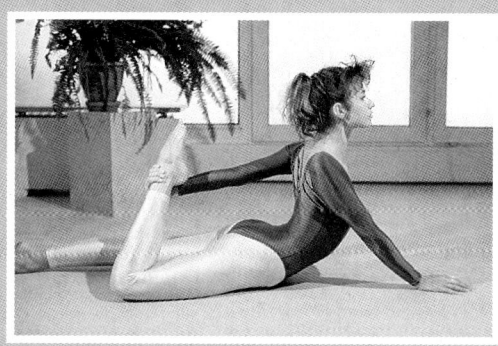

V: Intensivierung durch Aufrichten des Oberkörpers und Hochziehen des Beines

G 32: Dehnung der Vorderseite des gestreckten Beines

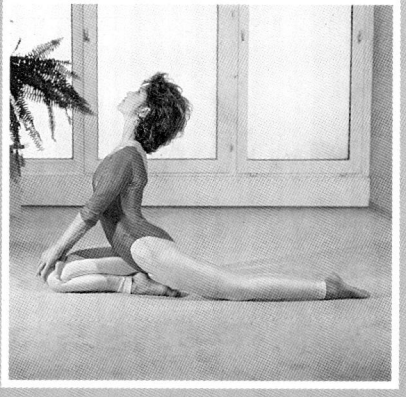

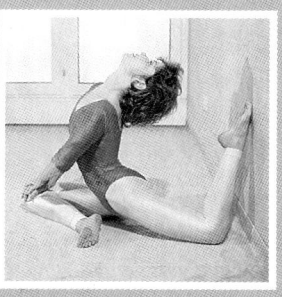

V: Zusätzliches Anwinkeln des hinteren Beines gegen eine Wand

Vordere Oberschenkelmuskulatur

Grundübung 33

In der Rückenlage beide Beine anwinkeln und mehr als hüftbreit aufstellen. Beide Knie zur rechten Seite auf dem Boden ablegen. Der linke Fußrist wird durchgestreckt und mit der linken Hand weit an das Gesäß gezogen. In einer angenehmen Dehnung verbleiben.

Variation

■ Deutlich schwieriger wird die Übung, wenn beide Beine gedehnt werden: Dazu aus dem Zwischenfersensitz den Körper nach hinten ablegen. Stützen Sie sich dabei zunächst auf die Arme ab und tasten Sie ganz vorsichtig nach hinten. Anfangs genügt es, wenn Sie auf den Ellbogen ruhen. Später können auch die Schultern auf dem Boden abgelegt werden. Die Hände umfassen die Fersen und ziehen sie an das Gesäß heran. Bei völliger Entspannung der Bein- und Bauchmuskulatur einige Zeit liegen bleiben.

Grundübung 34

Im Abstand einer Armlänge mit dem Rücken zur Wand aufstellen und das rechte Bein abgewinkelt mit dem Fußrist gegen die Wand lehnen. Es fällt leichter, wenn man sich dazu mit dem rechten Arm abstützt. Bei völlig aufgerichtetem Oberkörper nun den Zug durch ein Geradestellen des Beckens erfühlen und entspannt beibehalten.

Variationen

■ Die Übung kann erschwert oder vereinfacht werden, je nachdem, wie hoch Sie den Fuß ziehen.
■ Fortgeschrittene können mit zunehmender Sicherheit diesen Stretch auch ohne Wand ausführen. Trotz der Anforderungen an das Gleichgewichtsgefühl sollte keine Verkrampfung eintreten. Durch langsames Senken des Oberkörpers kann die Übung bis zum Standspagat geführt werden.

Die Muskulatur muß bei diesem fortgeschrittenen Stretch schon gut vorgedehnt und optimal entspannt sein. Die Übung nie ruckartig ausführen, da sonst die Belastung für die Kniegelenke zu groß wird.
Achtung: Bei Knieproblemen ist von dieser Übung unbedingt abzuraten!

70

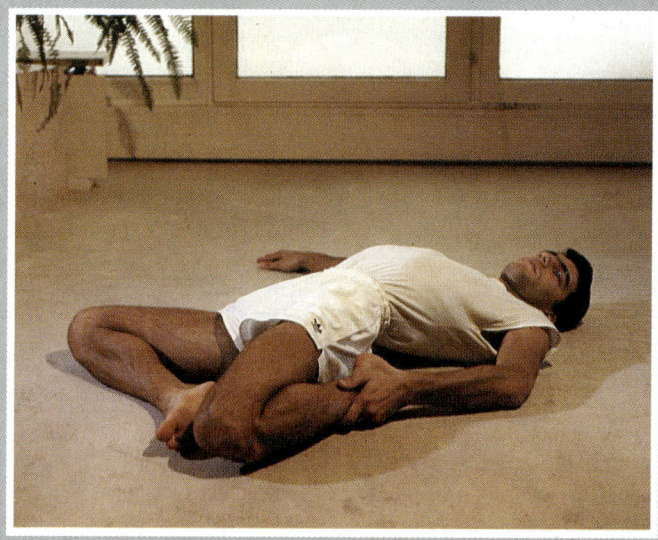

G 33: Anfersen eines Beines in der Rückenlage

G 34: Rückwärtiges Anwinkeln eines Beines gegen eine Wand

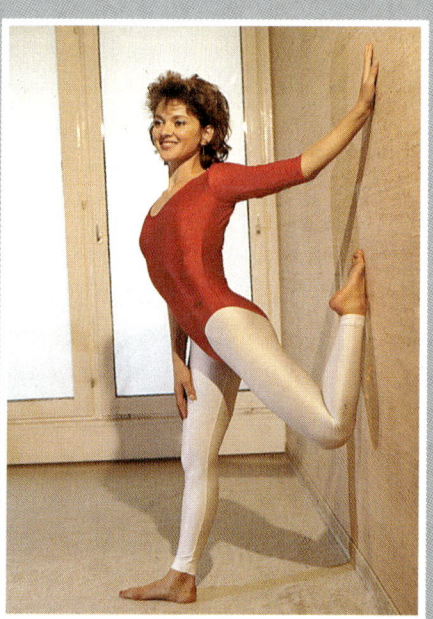

V: Hochziehen des hinteren Beines bis zum Standspagat

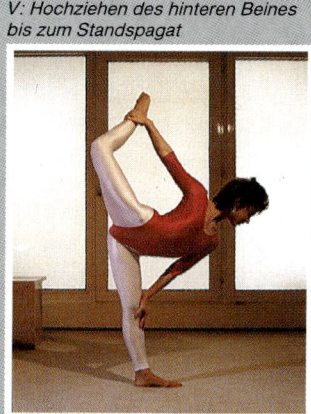

Grundübung 35

Kniestand auf dem linken Bein, das rechte Bein ist gebeugt in weiter Schrittstellung vor dem Körper aufgestellt. Durch Senken der Hüfte Schrittstellung erweitern, den Zug an der Hüft- und Beinvorderseite erfühlen. Der Körper ist aufrecht und der Unterschenkel des linken Beines etwa senkrecht.

Variationen
■ Durch Zurückführen des gestreckten linken Armes breitet sich der Stretch auf die ganze linke Körperseite aus.
■ In weiter Schrittstellung stützen beide Hände an der Innenseite des vorderen Beines auf, das im Hüftgelenk »ausgedreht« wird. Dadurch werden weitere Muskeln, vor allem die rückwärtige Beinmuskulatur, vom Stretch erfaßt.
■ Durch vorsichtiges Strecken auch des vorderen Beines kann man sich langsam dem Spagat nähern.

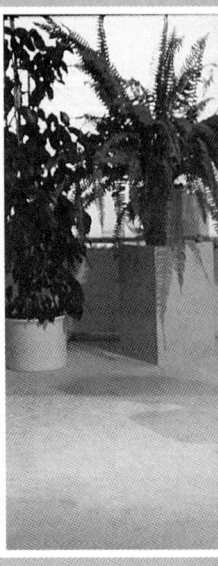

V: Auswärtsdrehen des vorderen Beines im Hüftgelenk

Üben Sie den Spagat wirklich nur, wenn Sie warm sind und schon eine Reihe anderer Stretche für die innere und rückwärtige Beinmuskulatur geübt haben. Auch Tänzer und »Profiakrobaten« müssen sich jedes Mal noch weich machen!

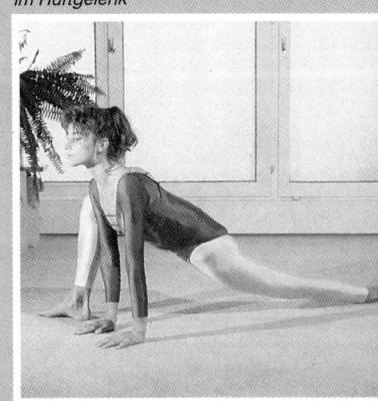

72

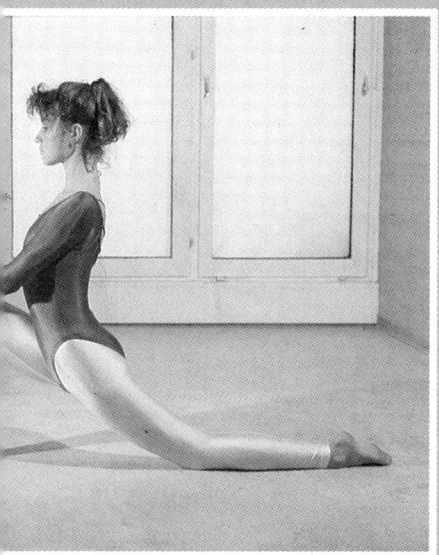

G35: Weiter Ausfallschritt mit Auflegen des Knies und des Fußristes

V: Erweiterung der Dehnung durch Rückführen des gestreckten Armes

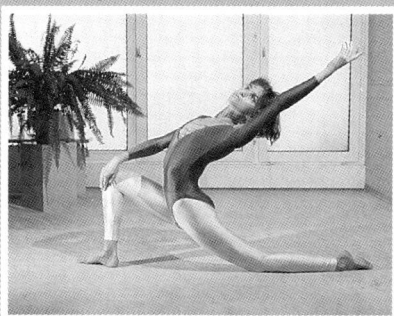

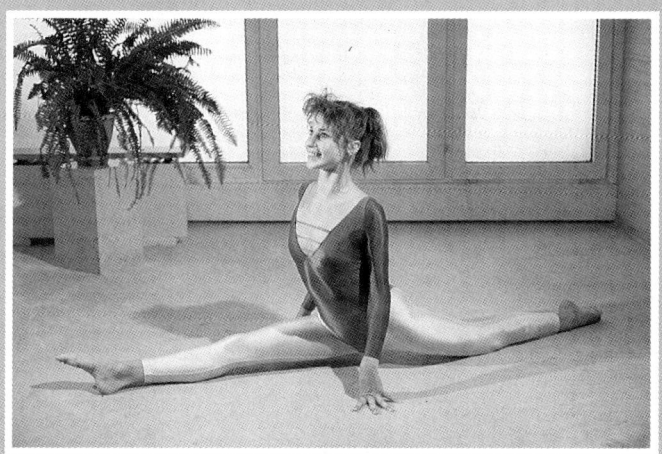

V: Vergrößern des Ausfallschritts bis hin zum Spagat

Innere Oberschenkelmuskulatur

Grundübung 36
Im Sitz sind beide Beine angewinkelt, so daß die Fußsohlen einander berühren. Beide Hände umfassen die Füße und ziehen sie fest an das Gesäß heran. Während der Oberkörper möglichst gerade ist, drücken die Hände beide Knie entspannt nach unten.

Variation
■ Die Hände umschließen die Füße und ziehen somit den Oberkörper weit nach vorne-unten. Versuchen Sie, den Kopf möglichst weit nach vorne – nicht nach unten – zu ziehen. Andernfalls erzielen Sie eine Dehnung der Rückenstrecker, und die Übung ist mit Grundübung 24 identisch.

Grundübung 37
Möglichst tiefer Seitausfallschritt, bis ein Zug an der Oberschenkelinnenseite des gestreckten Beines zu spüren ist. In dieser Stellung verbleiben. Die Hände ruhen am gebeugten Bein, ohne den Oberkörper zu weit vorzubeugen und abzustützen.

Variation
■ Wird das gestreckte Bein im Hüftgelenk »ausgedreht«, d. h. die Fußspitze zeigt nun nach oben, so wird die Oberschenkelrückseite mitgedehnt. Das Gesäß wird hier möglichst tief abgesetzt.

Der Ausdruck »die Hüfte ausdrehen« stammt aus dem Fachjargon der Gymnastik und des Tanzes. Gemeint ist eine Auswärtsdrehung des Beines aus dem Hüftgelenk. Im Stand ermöglicht diese Hüftstellung dem angehobenen Bein mehr Bewegungsspielraum, was für das Tanzen von großer Bedeutung ist.
Bei Stretching stellen »gerades« und »ausgedrehtes« Bein zwei unterschiedliche Dehnungen dar.

74

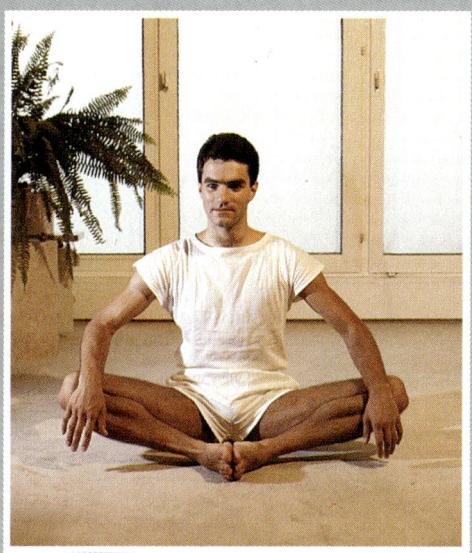

G36: Nach-unten-Drücken der fest an den Körper herangezogenen Beine

V: Zusätzliches Vorbeugen des Oberkörpers

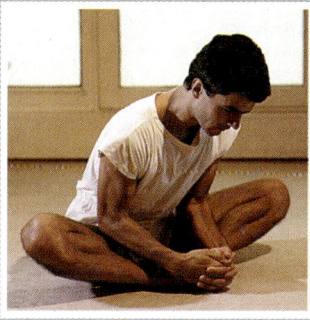

G37: Weiter Seit-ausfallschritt

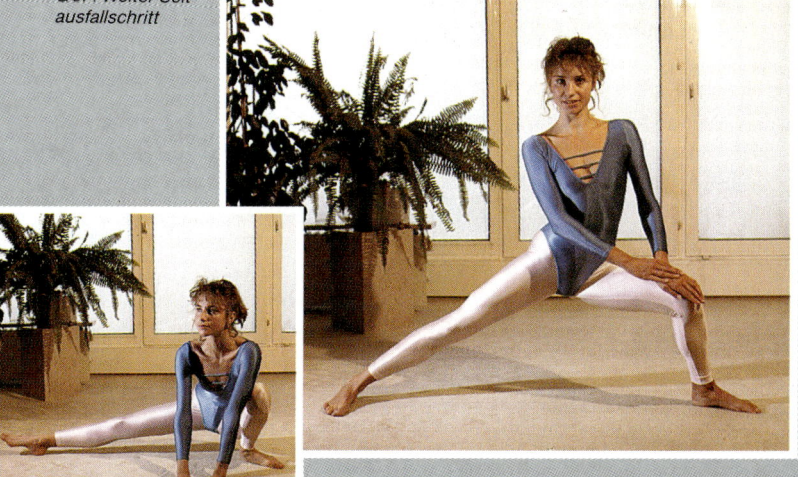

V: Tiefer Seitausfallschritt mit »Ausdrehen« des gestreckten Beines

Innere Oberschenkelmuskulatur

Grundübung 38

Stand seitlich zu einer Auflagefläche in Hüfthöhe (Tisch, Sprossenwand o. ä.). Ein Bein im Hüftgelenk »ausdrehen« und seitwärts mit der Ferse auflegen. Wichtig ist, daß das Gesäß über dem Standbein bleibt und nicht nach hinten ausweicht. Die Hüftseite des aufgelegten Beines nun bewußt nach unten ziehen, bis der Dehnungsreiz an der Beininnenseite gefühlt wird. Nun langsam den Oberkörper seitwärts beugen. Wie bei der Seitbeuge gilt auch hier, daß der Oberkörper völlig frontal bleibt.

Variation

■ Zur Verstärkung des Stretches kann das Standbein gebeugt werden.

Grundübung 39

In der Rückenlage das Gesäß ganz an die Wand rücken. Die hochgestreckten Beine nun weit grätschen und durch leichten Druck der Hände an den Oberschenkelinnenseiten nach unten drücken. Kopf und Schultern bleiben entspannt auf dem Boden ruhen.

Die Wand dient als Stützhilfe und soll sicherstellen, daß der Hüftwinkel etwa rechtwinklig ist. Haben Sie schon ein Gefühl für die Übung entwickelt und Sie können die Position ohne unnötige Anspannung der Bauchmuskulatur halten, kann dieser Stretch genausogut ohne Wand ausgeführt werden.

Grundübung 40

In der Rückenlage beide Beine gebeugt zum Körper ziehen und von innen die Fersen fassen. Sodann vorsichtig die Beine durchstrekken, ohne dabei zu verkrampfen. Je mehr aus dem Hüftgelenk gespreizt werden kann, desto eher bleibt das Gesäß am Boden. Als Vorübung empfiehlt es sich, zuerst nur ein Bein zu dehnen.

Grundübung 41

Weiter Grätschstand, Fußspitzen zeigen nach außen, der Oberkörper ist vorgebeugt und auf beide Hände gestützt. Die Beingrätsche langsam vergrößern, bis der Spannungsreiz an den Oberschenkelinnenseiten spürbar ist. Durch Verlagern des Gewichtes auf die Hände kann der Druck auf die Grätsche kontrolliert werden.

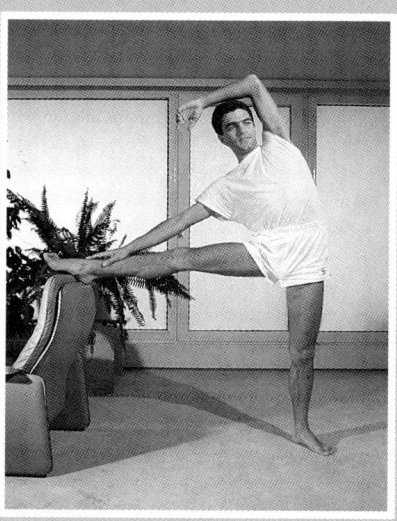

G38: Seitliches Auflegen des gestreckten Beines mit Oberkörperseitbeuge

G39: Weites Grätschen der Beine in Rückenlage gegen eine Wand

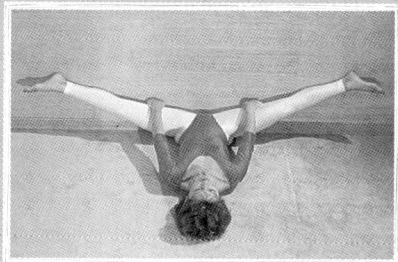

G40: In Rückenlage mit den Händen eine weite Grätsche ziehen

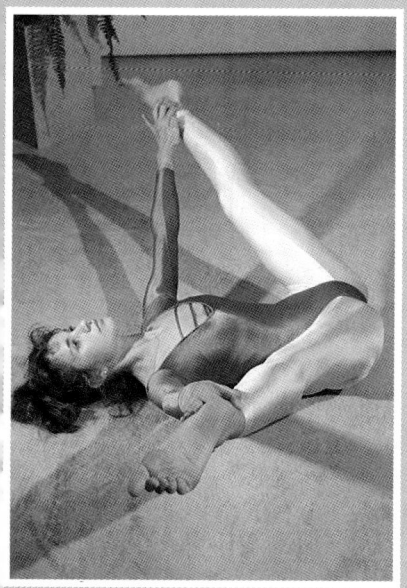

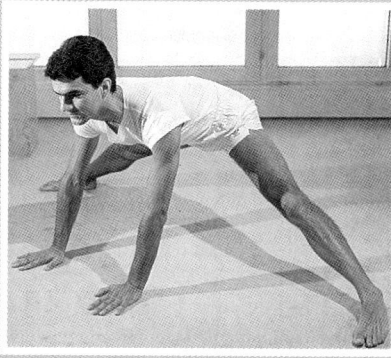

G41: Weiter Grätschstand mit Abstützen der Hände

Innere Oberschenkelmuskulatur

Grundübung 42

Weiter Grätschsitz, die Beine sind voll durchgestreckt und im Hüftgelenk »ausgedreht«, so daß die Fußspitzen nach oben zeigen. Den Oberkörper zunächst ganz lang ziehen, erst dann aus dem Hüftgelenk, die Vorbeuge einleiten und mit den Armen nach vorne reichen und in dieser Stellung verbleiben.

Variationen

■ Der Grätschsitz kann auch mit einer Oberkörperseitbeuge verbunden werden. Versuchen Sie, mit dem linken Arm über Kopf die rechte Fußspitze zu fassen. Der rechte Arm liegt auf dem linken Oberschenkel.

■ Bei aufrechtem Rücken zu einem Bein drehen und langsam den Oberkörper senken. Die Ellbogen versuchen, Knie und Oberschenkel zu umschließen.

Täuschen Sie keine tiefe Vorbeuge vor, indem Sie krampfhaft den Kopf nach unten ziehen. Dadurch wird allenfalls eine stärkere Rundung des Rückens erreicht; die Beckenstellung bleibt unverändert und für die Beine ist keine weitere Dehnung erzielt (Abb. a). Ziel ist es, wenn es auch langer Übung bedarf, voll aus dem Hüftgelenk zu drehen. Als Einführung in diese, für die meisten anfangs schier unlösbare Aufgabe ist Hilfe durch einen Partner wertvoll: Dieser setzt mit beiden Händen am Lendenwirbelbereich an und schiebt mit sanftem Druck nach vorne (Abb. b). Üben Sie allein, so ist es eine gedankliche Stütze, sich vorzustellen, daß man am Bauchnabel nach vorn gezogen wird.

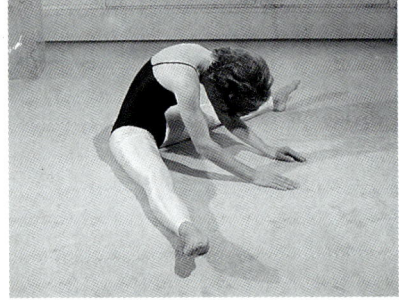

Abb. a

Abb. b

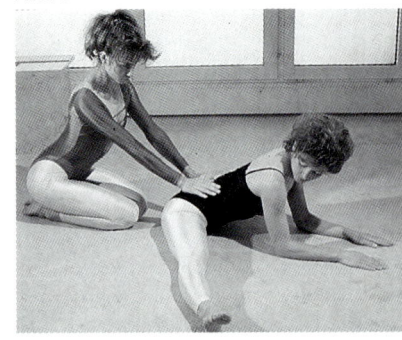

78

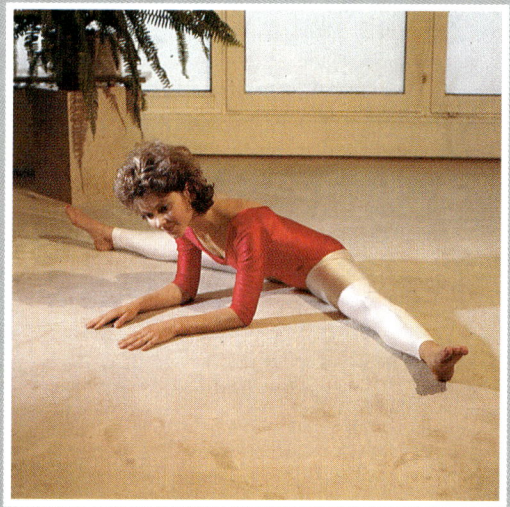

G42: Oberkörpervorbeuge im weiten Grätschsitz

V: Weites Seitbeugen des Oberkörpers im Grätschsitz

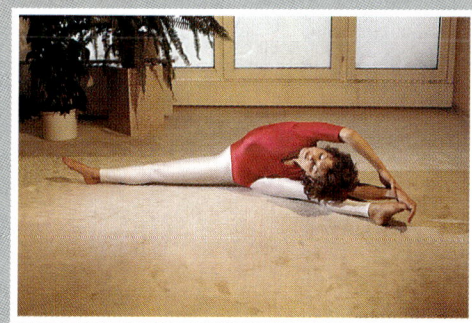

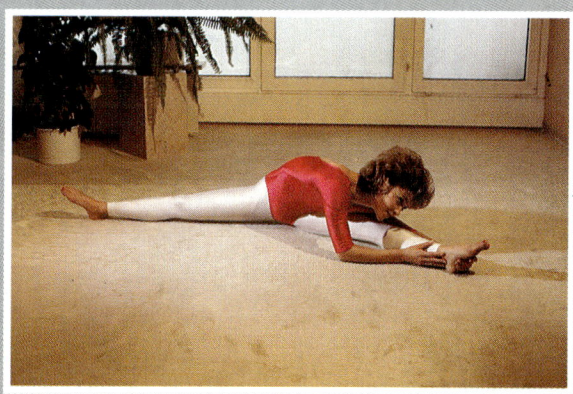

V: Drehen und Vorbeugen des Oberkörpers zum Bein

Rückwärtige Beinmuskulatur

Grundübung 43

In der entspannten Rückenlage das linke Bein anwinkeln und über das gestreckte rechte Bein zur Seite legen. Zur Unterstützung zieht die rechte Hand das linke Knie zum Boden, bis ein Zug am linken Oberschenkel und Gesäß fühlbar wird. Wirken Sie der Bewegung im Rumpf entgegen und achten Sie darauf, daß beide Schultern in Bodenberührung bleiben.

Variation

■ Etwas schwerer wird es, wenn das linke Bein gestreckt über das rechte Bein abgelegt wird. Es sollte etwa im rechten Winkel zum Körper liegen.

Grundübung 44

Im Grätschstand Oberkörper vorbeugen, die Hände umfassen die Knie oder die Waden. Mit Hilfe der Hände wird der Oberkörper zu den Beinen gezogen. Bei völlig durchgestreckten Knien ist der Stretch an Gesäß, hinterem Ober- und Unterschenkel spürbar. Je nach Weite der Grätsche kann auch die Muskulatur an der Innenseite des Beines gedehnt werden.

Variationen

■ Eine einseitige Verstärkung ist es, wenn beide Hände eine Wade umfassen und den Oberkörper zum Bein ziehen. Versuchen Sie, nicht mit dem Kopf, sondern mit dem Bauch das Bein zu berühren.

■ Die Dehnung wird intensiviert, wenn die Arme durch die Beine weit nach hinten gestreckt werden. Ist ein angenehmer Stretch erreicht, werden die Handflächen auf den Boden gelegt. Kopf und Schulter ganz schwer hängen lassen und sich nur auf den Stretch konzentrieren.

■ Diese Position kann mit einer Schulterdehnung gekoppelt werden, wenn die Arme überkreuzt zu den Beinen fassen und, wie oben, den Körper nach hinten ziehen. Dies verlangt allerdings schon eine hohe Beweglichkeit.

■ Akrobatische Ausmaße nimmt diese Übung an, wenn der Oberkörper weit durch die Beine gezogen wird. Dazu fassen die Arme bei gebeugten Beinen weit durch die Grätsche hindurch, bis die Ellbogen die Kniekehlen berühren. Von dort werden die Handrücken auf das Gesäß gelegt. Nun vorsichtig die Beine zum Strecken bringen.

80

G43: Dehnung von Gesäß- und Beinmuskulatur durch Nach-unten-Drücken des Knies

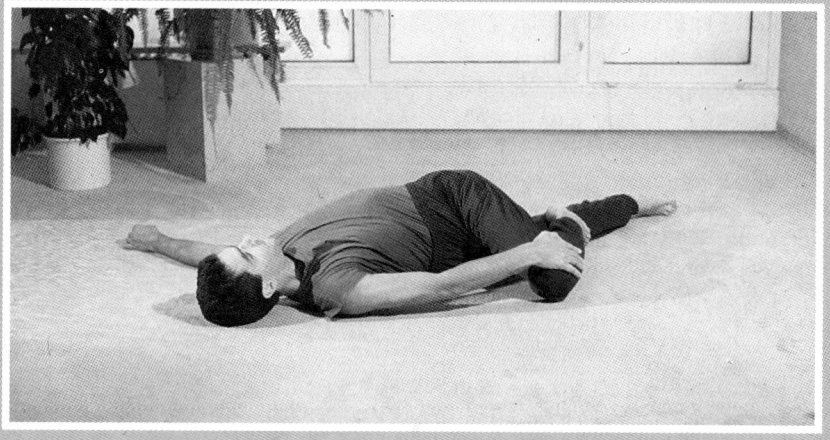

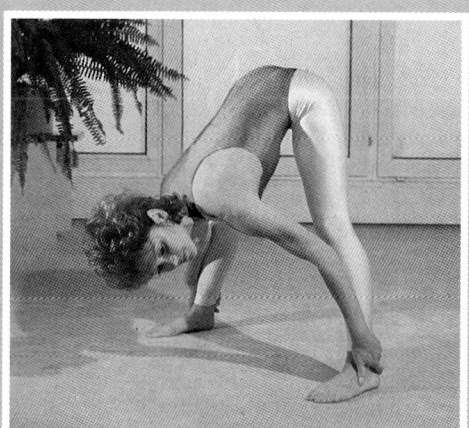

G44: Oberkörpertiefbeuge im Grätschstand

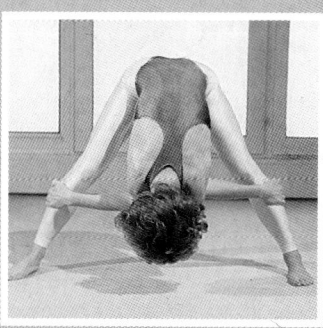

V: Oberkörpertiefbeuge mit verschränkten Armen

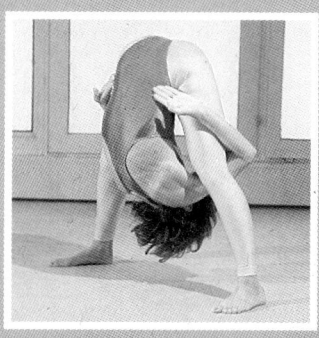

V: »Akrobatik« für Fortgeschrittene

Rückwärtige Beinmuskulatur

Grundübung 45

Bei geschlossenen Beinen Oberkörper vorbeugen. Bevor Sie verkrampft nach unten ziehen, lassen Sie erst ein Schweregefühl eintreten, indem Sie Schultern, Arme und Kopf einfach hängen lassen. Diesem Schweregefühl nachgeben, bis die Spannung an den Oberschenkeln Widerstand entgegensetzt. Wenn möglich, die Handflächen vor, seitlich oder sogar hinter den Füßen auf den Boden legen.

Variationen

■ Die Hände sind auf die Knie gestützt, der Rücken ist durchgedrückt. Durch ein Kippen des Beckens den Stretch an der Beinrückseite erfühlen.

■ Werden die Beine eng überkreuzt, ist der Stretch verstärkt am hinteren Bein fühlbar.

Grundübung 46

Bei gestreckten Beinen zunächst einen völlig aufrechten Sitz einnehmen, d. h. das Becken bewußt gerade stellen, den Unterleib nach oben ziehen (ohne dabei den Atem anzuhalten) und sich so lang wie möglich machen. Unter Beibehaltung des geraden Rückens den Oberkörper nach vorne führen, Hände und Ellbogen ruhen auf den Beinen. Ganz zuletzt den Kopf ruhig nach unten bringen.

Um diese Beugebewegung aus dem Hüftgelenk zu erfühlen, ist es gut, wenn ein Partner mit einem sanften Schub knapp über dem Becken nachhilft. Vorsicht – die Bewegungsweite ist nur gering (siehe Abbildung).

Variation

■ Folgende Übung, die in der anglo-amerikanischer Literatur als »Killer-Stretch« bezeichnet wird, hat ihren Namen nicht zu Unrecht: In der Oberkörpervorbeuge die Zehen umfassen und fest zum Körper ziehen, gleichzeitig den Oberkörper aus der Hüfte nach vorne ziehen. Knie gestreckt lassen!

Die Beugung des Fußgelenks intensiviert diese und alle folgenden Übungen zur Dehnung der rückwärtigen Beinmuskulatur, da dadurch die Wadenmuskulatur in den Stretch miteinbezogen wird. Versuchen Sie bei allen Übungen, die Knie durchzustrecken. Dies hat nicht nur ästhetischen Wert, sondern bedeutet ein Mehr an Dehnung.

G 45: Oberkörpertiefbeuge bei gestreckt geschlossenen Beinen

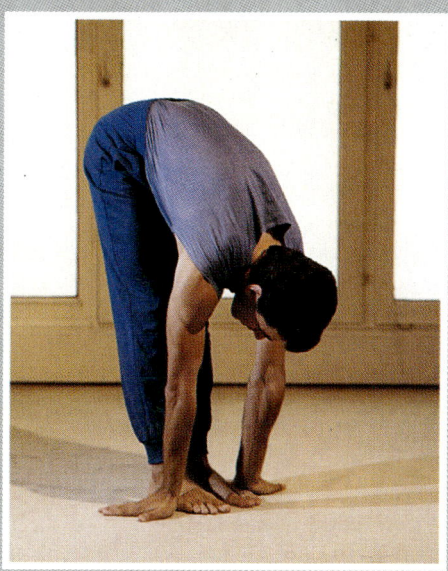

G 46: Oberkörpervorbeuge im Strecksitz

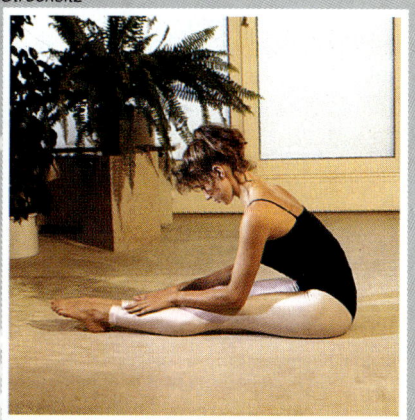

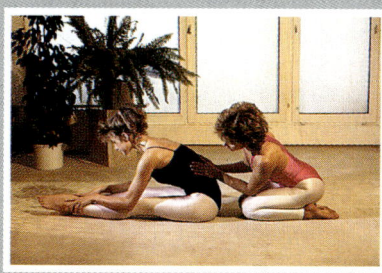

Schubhilfe durch einen Partner

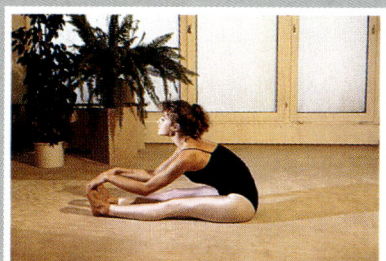

V: Verstärken der Dehnung durch Beugen des Fußgelenks

Rückwärtige Beinmuskulatur

Grundübung 47

Im Sitz linkes Bein nach vorne einwinkeln, die Fußsohle berührt den rechten Oberschenkel und wird möglichst nahe zum Gesäß gezogen, das linke Knie liegt entspannt auf dem Boden. Den Oberkörper zuerst ganz geradeziehen, erst dann langsam nach vorne senken und den Stretch erfühlen. Die Hände umschließen den Unterschenkel.

Variationen

■ Das linke angewinkelte Bein über das gestreckte Bein schlagen, bis die Knie übereinanderliegen, linken Fuß mit der Fußaußenseite auflegen. Oberkörpervorbeuge wie in der Grundübung.

■ Statt das Bein nach vorne einzuschlagen, kann es zum Hürdensitz nach hinten abgewinkelt werden, so daß die Oberschenkel möglichst einen rechten Winkel bilden. Oberkörpervorbeuge wie oben.

■ In allen drei verschiedenen Beinpositionen wird der Stretch variiert, wenn der Oberkörper nach schräg vorne zieht.

Grundübung 48

Im Stand wird das rechte Bein gestreckt vor-hoch auf eine etwa hüfthohe Auflage gelegt (Tisch, Sprossenwand o. ä.). Wählen Sie die Höhe so, daß noch beide Beine im Knie völlig gestreckt sein können. Zuerst die rechte Hüfte etwas nach hinten ziehen und erst dann den Rumpf langsam nach vorne beugen und bei ruhiger Atmung in dieser Stellung verbleiben.

Variation

■ Je höher die Auflage, desto schwerer wird natürlich die Übung. Eine Sprossenwand eignet sich am besten, um sich stufenweise hochzuarbeiten.

84

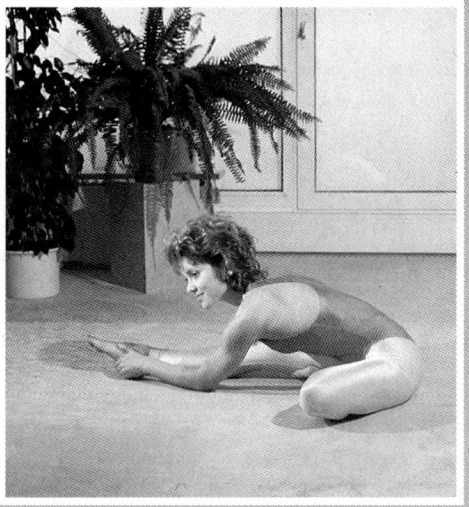

G47: Oberkörpervorbeuge im Sitz mit einem Bein vorwärts eingewinkelt

V: Sitz mit einem Bein gebeugt über das gestreckte Bein geschlagen

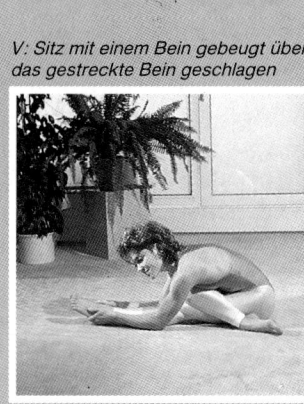

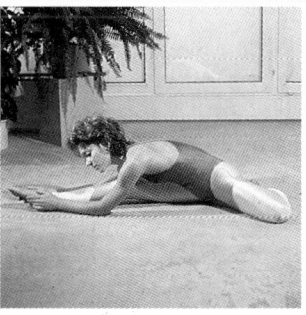

V: Hürdensitz

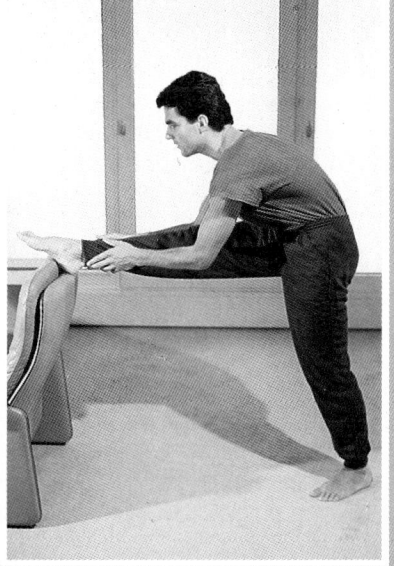

G48: Oberkörpervorbeuge zum gestreckt aufgelegten Bein

Rückwärtige Beinmuskulatur

Grundübung 49

Im Kniestand wird ein Bein nach vorne ausgestreckt aufgestellt, der Oberschenkel des gebeugten Beines steht etwa senkrecht. Mit geradem Rücken den Oberkörper nach vorne beugen, bis eine Spannung an der Hinterseite des Oberschenkels entsteht.

Variationen
- Ein Beugen im Sprunggelenk intensiviert die Dehnung.
- Erschwert wird die Übung, wenn der Winkel im Schritt vergrößert wird. Aus dieser Stellung kann man sich langsam zum Spagat vortasten.

Grundübung 50

In entspannter Rückenlage ein Bein beugen und vor-hoch ziehen. Mit den Händen das Schienbein umschließen und mit sanftem Druck zum Körper ziehen. Das lange Bein bleibt völlig gestreckt und locker am Boden, Schultern und Kopf nicht verkrampfen.

Variationen
- Das angewinkelte Bein am Knöchel umfassen und mit einer zusätzlichen Auswärtsdrehung im Hüftgelenk nach oben ziehen. Die Fußsohle zeigt nach oben.
- Wenn der Stretch mit gebeugtem Bein keine Schwierigkeit mehr darstellt, dann kann das Bein gestreckt werden. Dazu die Wade oder den Knöchel des gebeugten Beines umfassen und vorsichtig zur Streckung bringen und das Bein zum Körper ziehen.
- Erfolgt im gestreckt hochgehaltenen Bein noch eine Beugung im Sprunggelenk, wird zusätzlich die Wadenmuskulatur gedehnt.

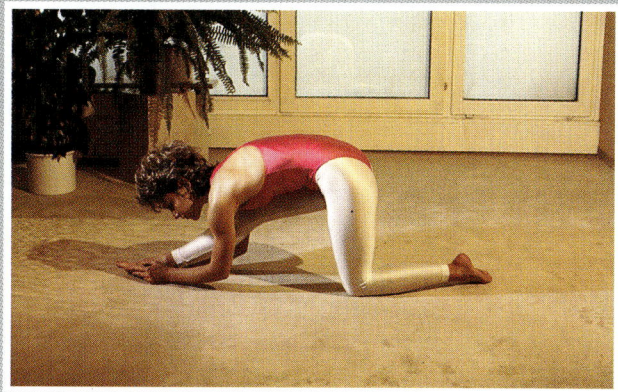

G49: Im Kniestand Oberkörpervorbeuge zum gestreckten Bein

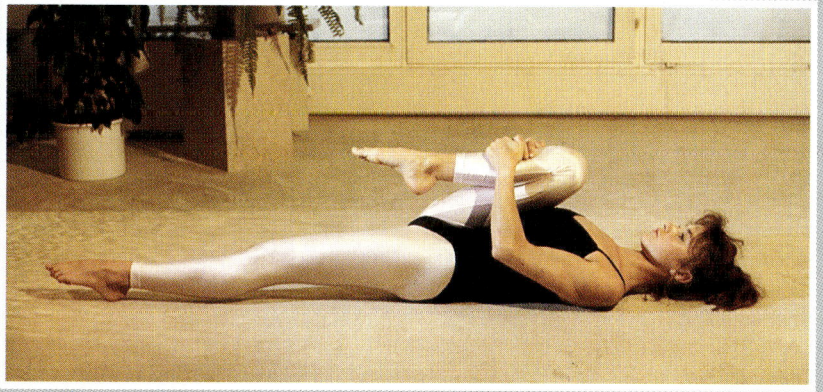

G50: Ziehen des gebeugten Beines zum Körper

V: »Ausdrehen« und Hochziehen des gebeugten Beines

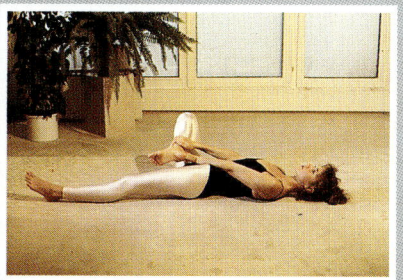

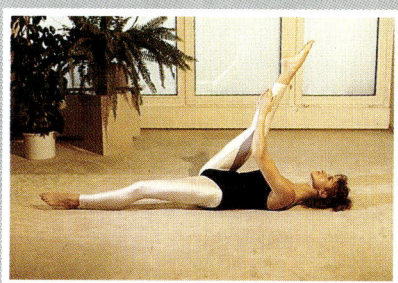

V: Ziehen des gestreckten Beines zum Körper

Unterschenkelmuskulatur und Füße

Ein Stiefkind unserer Gymnastik sind und waren schon immer die Füße. Senk-, Platt- oder Spreizfüße – häufig schon im Kindesalter – werden viel zu wenig ernst genommen, sind aber der Ausgangspunkt vieler, mit dem Alter zunehmend schmerzhafter werdender Leiden. So können solche Fehlstellungen die Knie und die Hüften falsch belasten oder, denkt man an die Reflexzonen der Fußsohle, sogar Ursache organischer Funktionsstörungen sein.
Die folgenden Übungen sollen die vielen kleine Gelenke in Knöchel, Mittelfuß und Zehen für eine natürliche Gewölbestruktur beweglich machen. Verbinden Sie die Übungen mit viel Barfußlaufen.

Grundübung 51
Im Stand, in gutem Armlängenabstand von einer Wand entfernt, mit den Händen gegen die Wand abstützen. Durch ein Vorbringen der Hüfte zur Körperstreckung bzw. zur Überstreckung entwickelt sich an der Unterschenkelrückseite ein Spannungszustand. Die Fersen werden dabei fest zu Boden gepreßt.

Variationen
■ Ein Beugen der Beine in gleicher Stellung intensiviert die Dehnung im unteren Wadenbereich und an der Achillessehne.

■ In gleicher Position kann der Stretch einseitig ausgeführt werden: In Schrittstellung drückt die Ferse des hinteren gestreckten Beines zum Boden. Dazu den Abstand zur Wand etwas vergrößern.

Grundübung 52
Aus dem Knien mit schulterbreit aufgestützten Händen die Beine zum Strecken bringen. Nun die Fersen zum Boden drücken, bis sich ein Spannungsgefühl an der Bein- und Unterschenkelrückseite einstellt. Den Kopf nicht hochziehen, sondern entspannt zwischen den Schultern lassen und ruhig atmen.

Die Füße müssen ganz parallel stehen, so daß der Stretch längs der Achillessehne ansetzen kann.

Variation
■ Wird ein Bein gebeugt, konzentriert sich der Schub ganz auf das gestreckte Bein und intensiviert den Stretch einseitig.

88

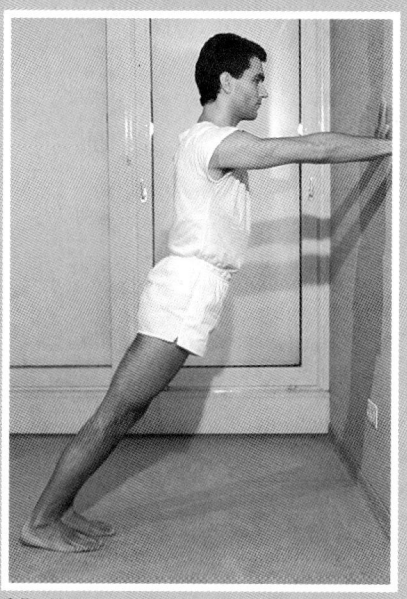

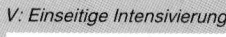
V: Einseitige Intensivierung

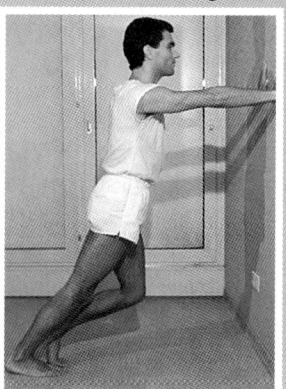

G51: Unterschenkeldehnung mit Abstützen gegen eine Wand

G52: Bei gestreckten Beinen schieben die Fersen zum Boden

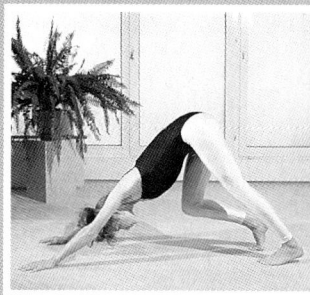
V: Einseitige Verstärkung der Unterschenkeldehnung

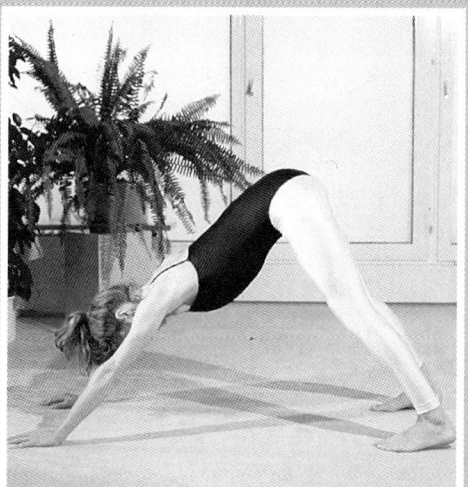

Unterschenkelmuskulatur und Füße

Grundübung 53
Im Stand Hände gegen die Wand abstützen. Der rechte Fuß ist vor dem linken Fuß gekreuzt und liegt mit dem Fußrist auf dem Boden auf. Mit einer Standbeinbeugung drückt das linke Schienbein zwischen Ferse und Unterschenkel des rechten Beines nach unten und überstreckt den rechten Fuß.

Kontrollieren Sie, daß Fußrist und Schienbein eine Linie bilden und die Richtung des Stretches ganz gerade zum Großzehengelenk zum Sprunggelenk führt. Es soll keinesfalls die Außenseite des Sprunggelenks überdehnt werden, wo ohnehin der Schwachpunkt der Band- und Muskelsicherung des Gelenks liegt. Auf diese Weise würde allenfalls ein Umknicken »geübt« werden.

Grundübung 54
Stand mit einer 5–8 cm hohen Unterlage (Bücher, Türschwelle, Matten o. ä.) unter den Zehen. Die Beine sind gestreckt und geschlossen, die Füße parallel und die Arme eingestützt. Den geraden Körper langsam nach vorne lehnen, bis sich eine Spannung in der Wadenmuskulatur einstellt.

Variation
■ Eine Beugung in den Knien verlagert den Stretch auf den unteren Teil der Unterschenkelmuskulatur und dehnt vor allem die Achillessehne.

Grundübung 55
Im Sitzen auf einem Stuhl die Füße nur mit dem Fußballen aufsetzen, die Zehen dabei gut spreizen. Nun die Fersen weit nach oben ziehen und nach vorne drücken. Zunehmend mehr Gewicht auf die Füße legen, um eine maximale Beugung der Zehen zu erreichen. Setzen Sie sich dazu auf die Stuhlkante, um die Gewichtsverlagerung gut dosieren zu können.

Variation
■ Wird diese Übung im Fersensitz ausgeführt, liegt mehr Körpergewicht auf der Zehenbeugung. Ziehen Sie dazu eine Ferse so hoch wie möglich und erhöhen Sie die Spannung durch vorsichtige Gewichtsverlagerung nach vorne.

Grundübung 56
Im Sitzen auf einem Stuhl die Zehen im Großzehengelenk gebeugt aufstellen. Vorsichtig durch Verstärken des Drucks nach vorne den Fußrist überstrecken. Ein Ziehen soll am großen Zeh und an den inneren Mittelfußknochen spürbar werden.

90

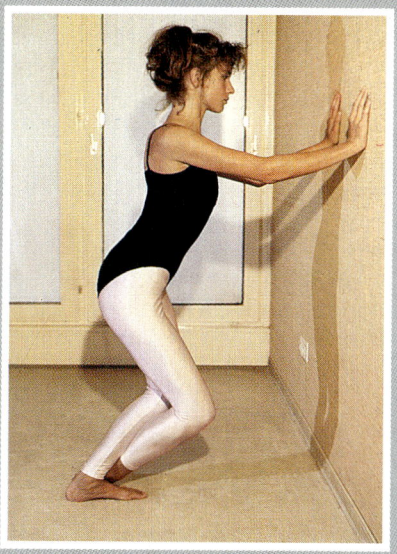

G 53: Überstrecken des vorderen gekreuzten Fußes

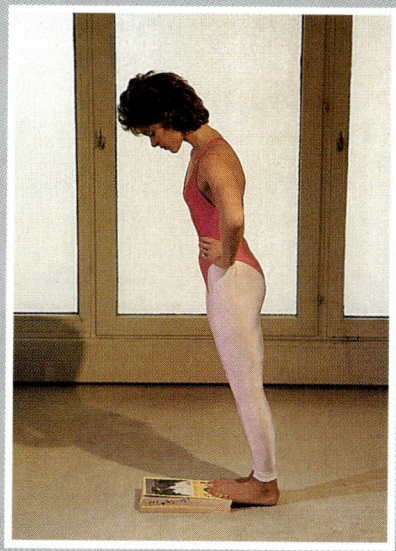

G 54: Vorlehnen des Körpers mit den Fußspitzen auf einer Unterlage

G 55: Hochziehen der Ferse und Gewichtsverlagerung auf den Fußballen

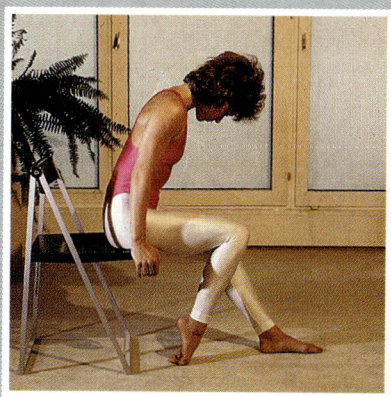

G 56: Überstrecken des Fußes

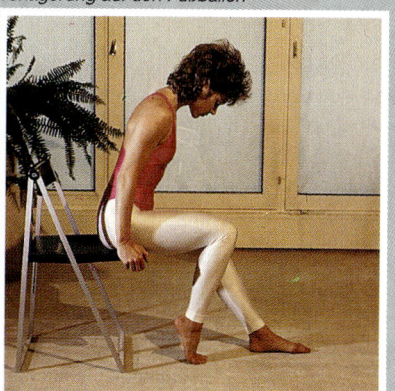

Unterschenkelmuskulatur und Füße

Grundübung 57
Kniestand auf weichem Untergrund, die Knie sind geschlossen, die Fußrücken liegen auf dem Boden und die Fersen berühren sich. In den Fersensitz absetzen, ohne daß die Füße nach außen ausweichen. Fällt dies schwer, so binden Sie die Fußknöchel mit einem Gürtel, Schal o. ä. zusammen. Es muß ein Ziehen über den Fußrücken spürbar sein.

Variationen
■ Bereitet diese Übung keine Schwierigkeiten mehr, kann man unter die Zehen ein Kissen schieben und so die Überstreckung im Fußspann verstärken.
■ Eine ebenfalls stärkere Dehnung wird erzielt, wenn man ein Knie umfaßt, dieses sanft nach oben zieht und gleichzeitig mit dem Gesäß nach unten auf die Ferse Druck ausübt.
■ Auch durch Zurücklehnen und Aufstützen auf die Hände oder Ellbogen kann der Zug auf beide Füße intensiviert werden.

Grundübung 58
Einen Fuß auf einen Besenstiel (oder Stab von etwa 3 cm Durchmesser) der Länge nach und genau mit der Fußmitte aufstellen. Durch zunehmendes Verlagern des Körpergewichts auf diesen Fuß drückt der Stab vor allem in das Fußquergewölbe und spreizt die Zehen. Der Druck kann verstärkt

werden, wenn das Gewicht mehr auf den vorderen Teil des Fußes verlagert wird und die Ferse angehoben wird.

Grundübung 59
Die großen Zehen beider Füße ineinander verhaken und nach außen ziehen, so daß die großen Zehen abgespreizt werden.

Da gewöhnlich die Zehen in Schuhen nach innen zusammengedrückt werden, ist diese Übung ein guter Ausgleich. Häufig ist durch Tragen spitzer Schuhe der große Zeh dauerhaft zum zweiten Zeh hin abgeknickt und es hat sich ein schmerzhafter sog. *Hallux valgus* (ein Überbein innen am Großzehengelenk) gebildet. In solchen Fällen kann diese Übung sogar schmerzvorbeugend oder lindernd wirken.

Grundübung 60
Ähnlich wie die großen Zehen können auch die kleinen Zehen abgespreizt werden. Dies geht am besten mit der Hand.

G57: Dehnen der vorderen Unterschenkel- und Fußmuskulatur im Fersensitz

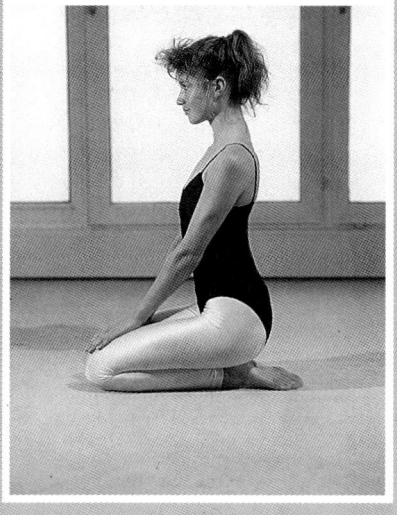

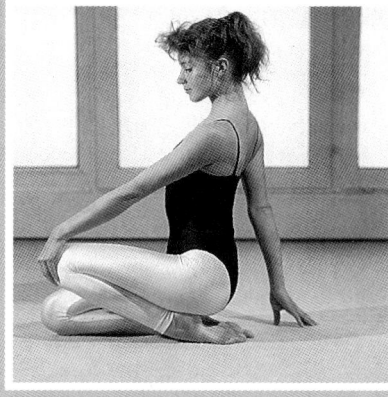

V: Einseitige Verstärkung durch Hochziehen eines Knies

V: Fortgeschrittene Dehnung durch Zurücklegen des Oberkörpers

G58: Aufsetzen des Fußes auf einen Stab

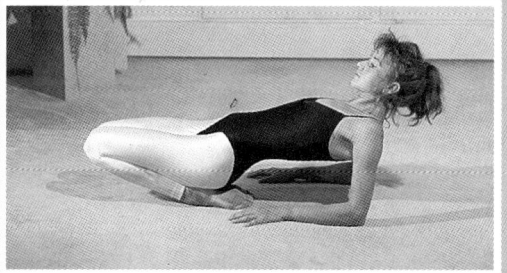

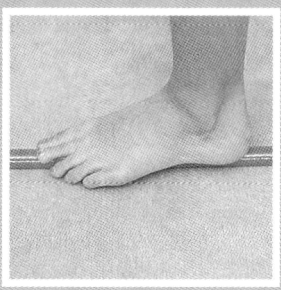

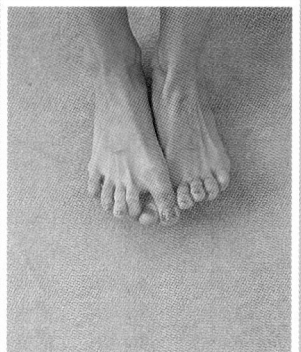

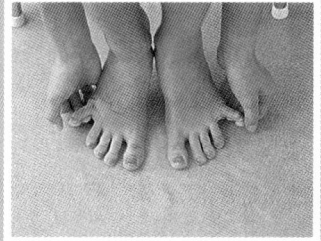

G60: Weites Spreizen der Zehen

G59: Verhaken der Zehen

Stretching beim Laufen

Die folgende Übungszusammenstellung versteht sich als eine von mehreren Möglichkeiten, wie Stretching eine sinnvolle Ergänzung zum Laufen sein kann. Die vorgeschlagenen Übungen, die sich zum Teil mit den vorangehenden überschneiden, zeigen jedoch, wie auch ein Baum als »Stretchgerät« dienen kann. Das ist besonders im Freien nützlich, da oft der Boden für Übungen im Sitzen zu kühl oder zu feucht ist.

Die Übungen können vor dem Laufen einstimmen und erwärmen oder als Ergänzung an das Laufen anschließen. Die Auswahl setzt folgende Schwerpunkte:

☐ *Arme und Schultergürteldehnung, da diese beim Laufen locker bleiben sollten, um die Atmung nicht zu beeinträchtigen.*

☐ *Streckung der Wirbelsäule, wodurch nach dem Laufen die Bandscheiben entlastet werden.*

☐ *Dehnung der Bein- und Unterschenkelmuskulatur als Ausgleich für die hauptbelastete Muskelgruppe. Zusätzlich bieten sich die Fußübungen von S. 88–93 an, die am besten mit Barfußlaufen im Gras verbunden werden.*

Grundübung 61

An einen Ast in Reichhöhe hängen und die gesamte Rumpf- und Armmuskulatur strecken. Mit den Füßen in Bodenkontakt langsam mit dem Becken kreisen. Erfühlen Sie, wie die Dehnung die vorderen, seitlichen und hinteren Muskelpartien durchwandert.

Dies ist eine wohltuende Ausgleichsübung vor allem nach dem Laufen, da sie eine optimale Erholung für Wirbelsäule und Bandscheiben bietet.

Grundübung 62

Im leichten Grätschstand nach vorne zur Waagrechten beugen und die Arme gestreckt in etwa Schulterbreite gegen den Baum abstützen. Kopf locker hängen lassen und den Schultergürtel nach unten drücken.

Variiert werden kann der Stretch durch Änderung des Armabstandes und durch ein Drehen des Oberkörpers.

94

G61: An einem Ast ent-
spanntes Aushängen und
Überstrecken des Körpers

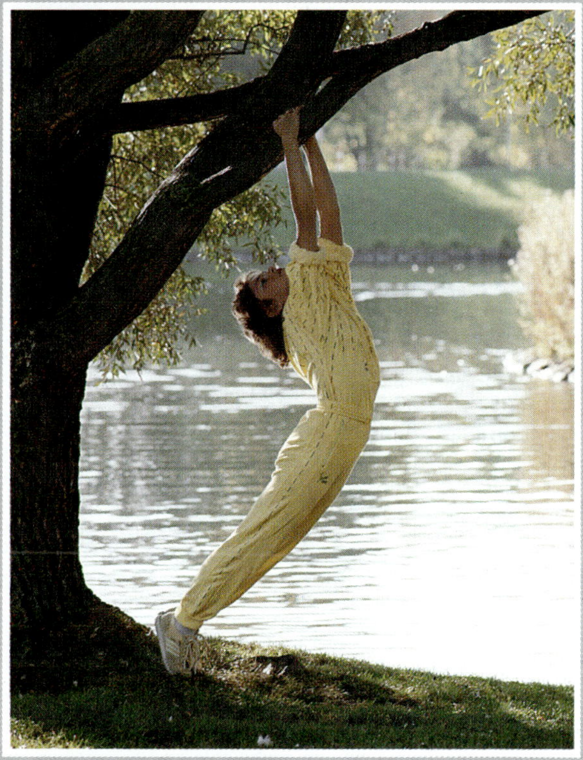

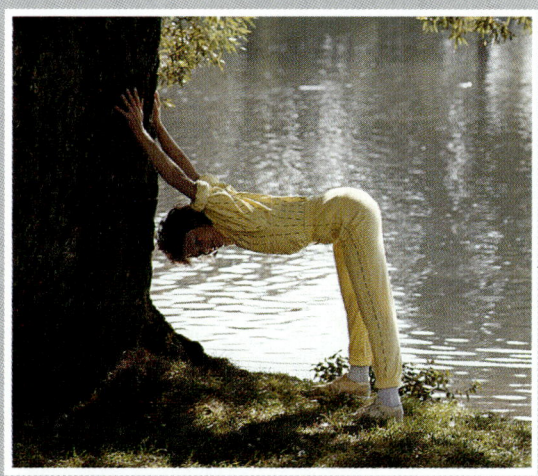

G62: Dehnen der Brust-
und Schultermuskulatur

Grundübung 63

Die Hände in Gesichtshöhe gegen den Baum abstützen, die Fingerspitzen zeigen nach unten. Die Handballen nun fest gegen den Baum pressen und mit dem Körper so weit wie möglich zurückgehen, bis sich eine Spannung von den Unterarmen bis zu den Fingern ausbreitet.

Um die Hände mehr zu lockern, können auch die Handballen langsam abgerollt werden, bis die Finger voll überstreckt sind.

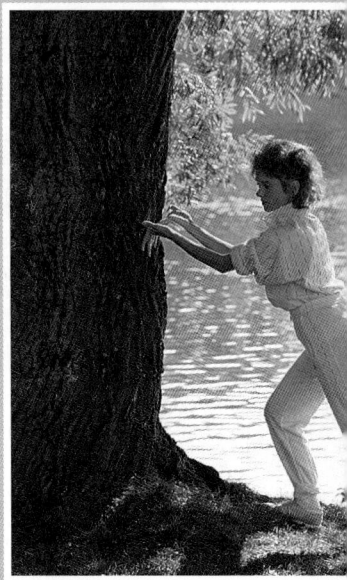

G 63: Überstrecken von Unterarmen und Händen

Grundübung 64

In Schrittstellung seitlich zum Baum (rechtes Bein vorn) den rechten gestreckten Arm gegen den Baum stützen, die Finger zeigen nach hinten. Mit einer Körperdrehung vom Baum weg entwickelt sich ein Spannungsreiz an der Brustmuskulatur und am Oberarm. Variiert werden kann die Dehnung, indem man den Arm unterschiedlich hoch aufsetzt.

Grundübung 65

Leichter Grätschstand in etwa Armlängenabstand seitlich zum Baum. Oberkörperseitbeuge, wobei beide Hände senkrecht übereinander in etwa Schulterhöhe am Baum aufsetzen.

Der Stretch wirkt an der Körperseite und kann individuell variiert und verstärkt werden, indem das äußere Bein gebeugt und die Hände tiefer aufgesetzt werden.

96

G64: Körperdrehung weg vom seitlich abgestützten Arm

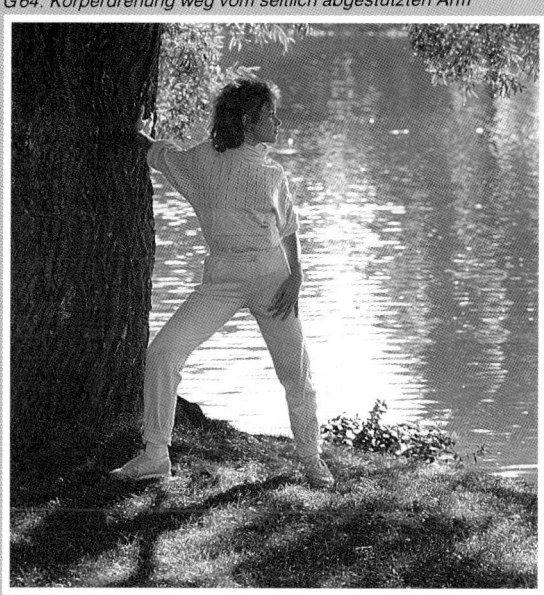

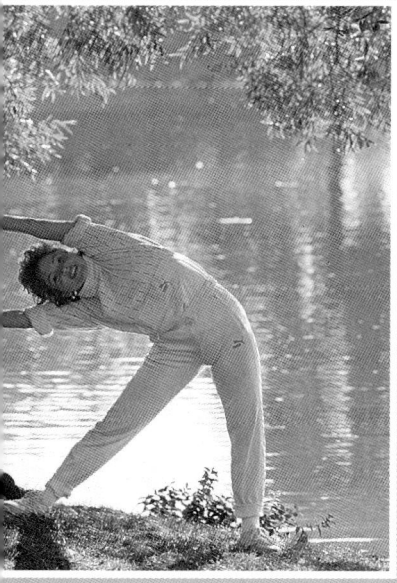

G65: Oberkörperseitbeuge mit Aufsetzen der Hände am Baum

Stretching beim Laufen

Grundübung 66
Im Stand ein Bein gebeugt vor dem Körper so hoch wie möglich am Baum aufsetzen, die Hände umfassen das Knie. Nun das Gewicht vorsichtig auf das gebeugte Bein verlagern und dadurch die Beinspreizung vergrößern. Das Standbein gestreckt lassen und den Oberkörper nicht nach vorne beugen. Der Spannungsreiz soll sich an den Oberschenkeln einstellen.

Grundübung 67
Im Stand ein Bein gestreckt vor dem Körper möglichst waagrecht gegen den Baum aufsetzen. Das Standbein soll allerdings noch durchgestreckt bleiben. Zunächst das Becken geradestellen und sodann aus der Hüfte die Oberkörpervorbeuge einleiten. Zuletzt den Kopf nach vorne bringen. Die Hände umfassen den Unterschenkel. Mit einem Gefühl der Dehnung an der Oberschenkelrückseite in dieser Haltung verbleiben und entspannt atmen.

Grundübung 68
Im Stand seitlich zum Baum ein Bein seitwärts gebeugt so hoch wie möglich aufsetzen und in der Hüfte »ausdrehen«. Das Standbein bleibt gestreckt. Wichtig ist auch, daß der Oberkörper nicht nach vorne ausweicht. Es hilft, die Hüfte nach vorne zu schieben und ganz geradezuziehen. Die Hand drückt nun das gebeugte Knie sanft zurück und unterstützt damit die Auswärtsdrehung des Beines. Durch Gewichtsverlagerung auf das gebeugte Bein wird die innere Oberschenkelmuskulatur gedehnt.

G66: Weite Schritt-
dehnung im Stand

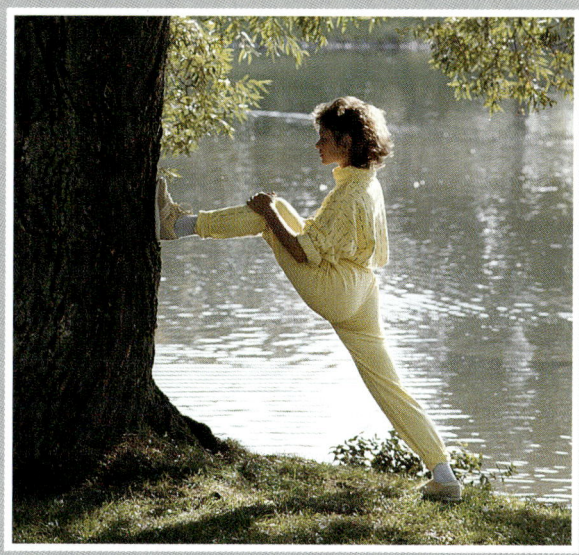

G67: Oberkörpervorbeuge zum waagrecht
gestreckt abgestützten Bein

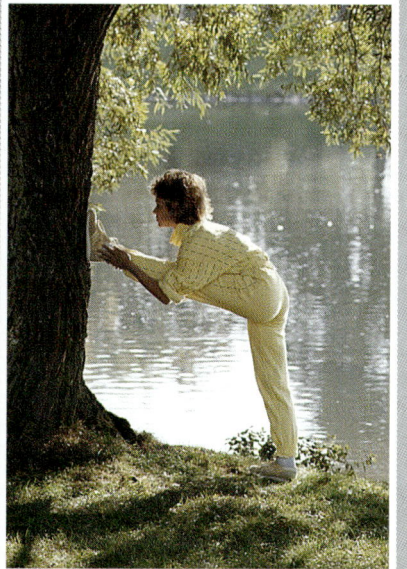

G68: Seitliches Hochspreizen des Beines
zum Baum

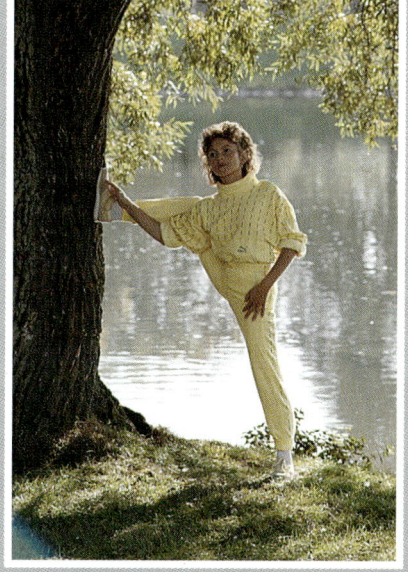

Stretching beim Laufen

Grundübung 69

Aus dem Stand rücklings zum Baum in etwa 1 m Abstand den Oberkörper vorbeugen und die Hände vor dem Körper auf dem Boden abstützen. Ein Bein rückwärts hochspreizen und gegen den Baum abstützen. Beide Beine strecken und die Spreizung so gut wie möglich vergrößern. Ziel wäre es, auf diese Weise einen Standspagat zu erreichen.

Grundübung 70

Im Stand, in gutem Armlängenabstand vom Baum entfernt, beide Hände gegen den Baum abstützen. Gewichtsverlagerung auf ein Bein, dessen Ferse fest zum Boden gedrückt wird und dadurch die hintere Wadenmuskulatur und die Achillessehne dehnt. Das gedehnte Bein ist völlig gestreckt und die Hüfte wird leicht nach vorne geschoben. Darauf achten, daß die Fußspitzen nicht nach außen gedreht sind.

Variiert werden kann die Übung, wenn die Fersen beider Beine gleichzeitig zu Boden gedrückt werden.

G 69: Schrittdehnung
durch
Beckhochspreizen
des hinteren Beines

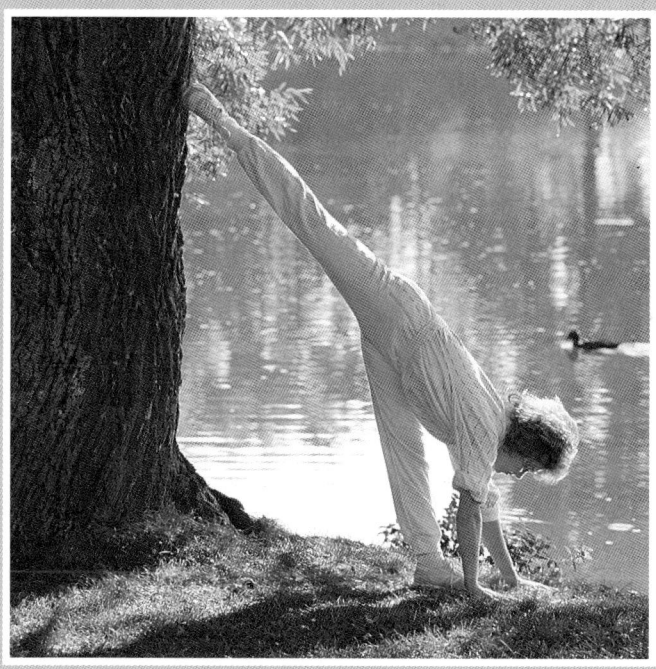

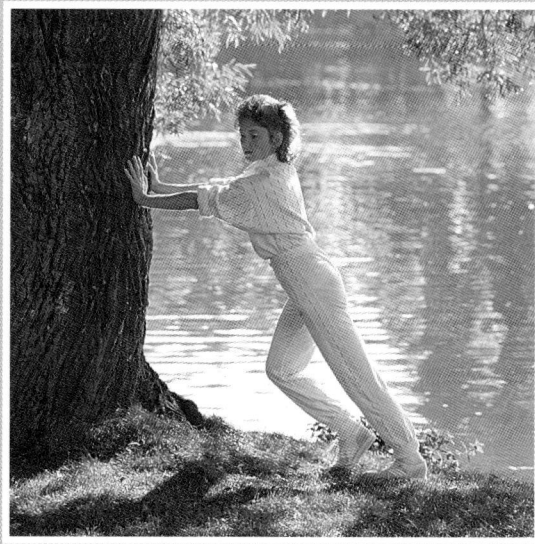

G 70: Dehnung der Achillessehne und Wadenmuskulatur

Stretching zu zweit

Stretching zu zweit ist sicher nicht der Normalfall, doch kann es Anreiz und Abwechslung sein, besonders wenn der Freund oder die Freundin gerne mitmacht. Voraussetzung für ein gemeinsames entspanntes Stretchen ist denn auch viel Harmonie, Vertrauen und gegenseitiges Einfühlungsvermögen, sonst artet es leicht in Wettbewerb oder »partnerweise Quälerei« aus. Die Partnerhilfe soll *nicht* die aktiv erreichbare Dehnung überschreiten, sondern eine zusätzliche Stütze sein und die Entspannung fördern! Stretching zu zweit hat darüber hinaus den Vorteil, daß man sich gegenseitig beobachten und korrigieren kann. Daneben kann ein kleiner Handgriff oft eine unschätzbare Hilfe sein, um bestimmte Dehnungen zu erfühlen.

Zur Durchführung gelten die gleichen Grundsätze wie bei den Einzelübungen.

Die Partnerübungen sind schwieriger, als sie zunächst erscheinen, denn vollständiges, sich gegenseitiges Anvertrauen erfordert gewisse Abstimmung. Nehmen Sie sich also gemeinsam Zeit, die Stretche schrittweise zu erfühlen. Nur so lohnt es sich!

> Oberster Grundsatz beim Stretching zu zweit:
> Nur *sanfte Unterstützung* ist erwünscht!

Zu beachten ist ferner:

1. Es empfiehlt sich, ein Stop-Zeichen auszumachen. Das vermittelt Sicherheit und vermeidet unnötiges Sprechen.
2. Die Handfassungen sind kein verkrampftes Klammern.
3. Die Schubhilfe nur sanft mit flacher Hand und an der richtigen Stelle ausführen.
4. Körpergröße, Gewicht und Dehnungsfähigkeit der Partner sollten nicht zu unterschiedlich sein.

Grundübung 71

Ein Partner sitzt im Strecksitz, die Arme sind in Schräghochhalte. Der zweite Partner steht hinter ihm und faßt die Arme an den Ellbogen. Ein Bein drückt *vorsichtig* gegen das Rückgrat und richtet zuerst den Rücken ganz gerade. Sodann die Arme nach hinten ziehen, bis ein Spannungsgefühl an der Brustvorderseite entsteht. Der sitzende Partner kann den Kopf ganz entspannt nach hinten auf das Bein auflegen.

Variation

■ Die Dehnung kann durch unterschiedliche Armhaltungen variiert werden.

102

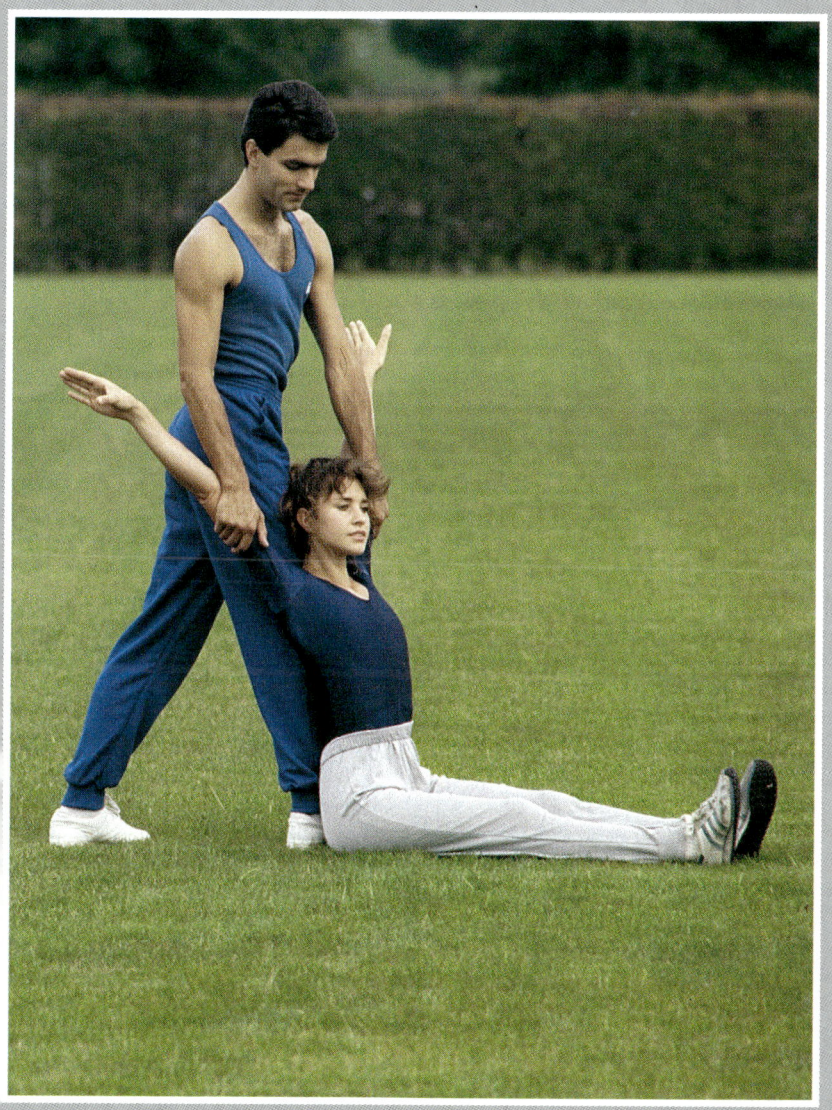
G71: Dehnung der Schulter- und Brustmuskulatur

Stretching zu zweit

Grundübung 72
In Gegenüberstellung, mit den Beinen leicht gegrätscht, halten beide Partner den Oberkörper waagrecht, die Arme sind in Hochhalte ausgestreckt und die Hände fassen auf die Schulterblätter des Partners. Mit den Händen einen sanften Druck nach unten ausüben, bis sich die Spannung an der Brustvorderseite einstellt.

Variationen
■ Eine langsame Drehung der Oberkörper dehnt die gesamte Körperseite mit.
■ Die Beine können auch gestreckt geschlossen sein.

Grundübung 73
Ein Partner liegt in Bauchlage, die Hände sind hinter dem Rücken im Flechtgriff gefaßt, und die Arme sind völlig durchgestreckt. Der andere Partner kniet mit gegrätschten Beinen auf Kopfhöhe und zieht die Arme an den Händen *vorsichtig* nach oben. Der liegende Partner läßt den Kopf entspannt seitlich am Boden ruhen. Der Stretch wirkt in erster Linie an Schulter und Oberarm.

Variation
■ Durch einen leichten Zug zur Seite wird die Dehnung einseitig verstärkt.

Grundübung 74
Die Partner stehen Rücken an Rükken, die Arme sind in Seithalte gefaßt. Beide Partner machen einen Schritt nach vorne und erfühlen durch eine langsame Gewichtsverlagerung auf das vordere gebeugte Bein, wie sich eine Spannung an der Brustvorderseite entwickelt. Den Kopf zurücknehmen und den Brustkorb bewußt nach vorne wölben. Ruhig atmen.

Bei dieser Übung ist es notwendig, daß beide Partner von etwa gleicher Größe sind. Ist dies nicht der Fall, muß der größere Partner schon bei der Handfassung zu sehr aus der Wirbelsäule beugen. Führen Sie dann lieber den Stretch einzeln mit Hilfe aus: Dazu steht der Übende in Schrittstellung mit den Armen in Seithalte. Der helfende Partner steht hinter ihm, umfaßt die Unterarme und zieht sie sanft nach hinten.

Variationen
■ Die Arme können auch in der Schräghochhalte oder in der Hochhalte gedehnt werden, wodurch der Schwerpunkt des Stretches jeweils verlagert wird.
■ In der Armhochhalte überkreuzt ein Partner die Arme.

104

G 72: In Schulterfassung Schultergürtel nach unten drücken

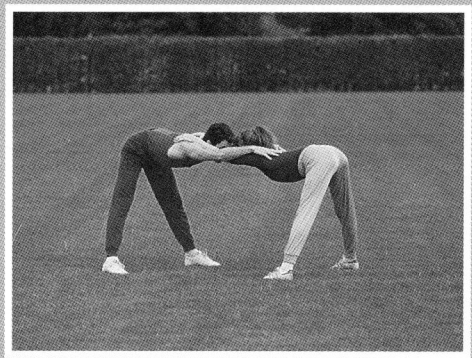

G 73: Rückhochziehen der gestreckt
gefaßten Arme

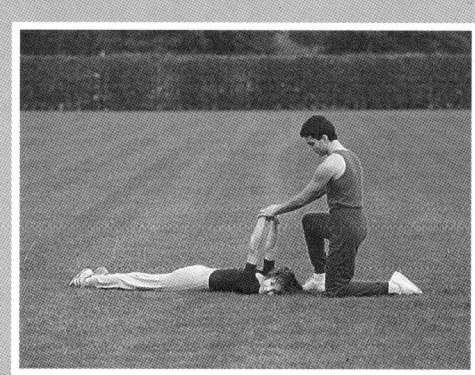

G 74: Dehnung von Schulter- und
Brustmuskulatur durch
Gewichtsverlagerung nach vorne

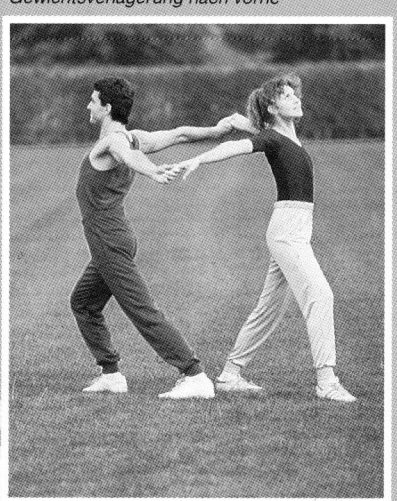

V: Arme in Hochhalte
gekreuzt

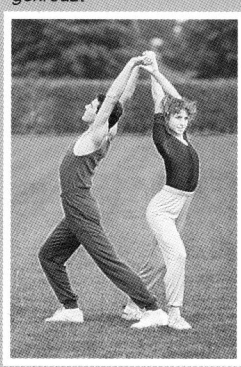

Stretching zu zweit

Grundübung 75

Die Partner stehen im Grätschstand nebeneinander, die Fußaußenkanten berühren sich und
die Hände sind gefaßt. Die äußeren Hände umfassen sich an den
Handgelenken und ziehen gestreckt über bzw. leicht hinter den
Kopf, so daß die Oberkörper wirklich frontal sind. Mit einer Gewichtsverlagerung nach außen auf
das gebeugte Bein entsteht eine
Dehnung an der Körperseite. Der
Brustkorb dreht leicht nach außen,
der Blick zeigt nach schräg oben.

Variation
■ Eine ähnliche Dehnung ist auch
im Kniestand möglich. Dabei ist jeweils das innere Bein der Partner
seitlich gestreckt aufgestellt.

Grundübung 76

Ein Partner liegt in der Bauchlage,
die Hände sind im Flechtgriff hinter
dem Nacken verschränkt. Der
zweite Partner, der etwa in Schulterhöhe über ihm steht, faßt diesen
an den Ellbogen und zieht ihn mit
großer Vorsicht nach oben. Zur Unterstützung des Aufbäumens soll
der Kopf leicht in den Nacken genommen werden. Je nach Richtung
des Zuges – nach oben oder
schräg-hinten – kann die Dehnung
unterschiedliche Partien der Brustmuskulatur erfassen.

Doch Vorsicht ist geboten, um
die Wirbelsäule nicht zu sehr zu
belasten!

Variation
■ Der Partner in Bauchlage nimmt
die Arme in Hochhalte und läßt sich
an den gestreckten Armen langsam entspannt nach oben ziehen.
Bei dieser Variante ist die Dehnung
großflächiger und erstreckt sich
von den Armen bis hin zur Bauchmuskulatur.

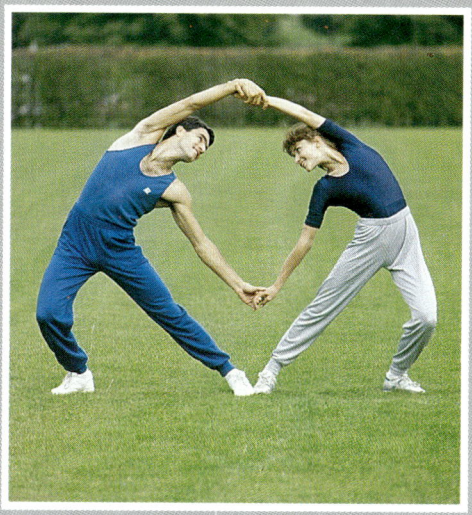

G 75: Seitendehnung durch
Ausfallschritt seitwärts

V: Seitendehnung im Kniestand

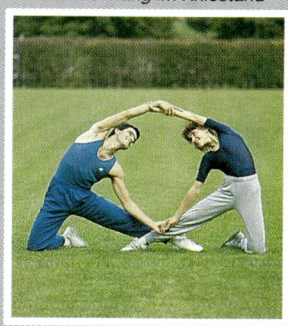

G 76: Hochziehen des Oberkörpers aus der
Bauchlage

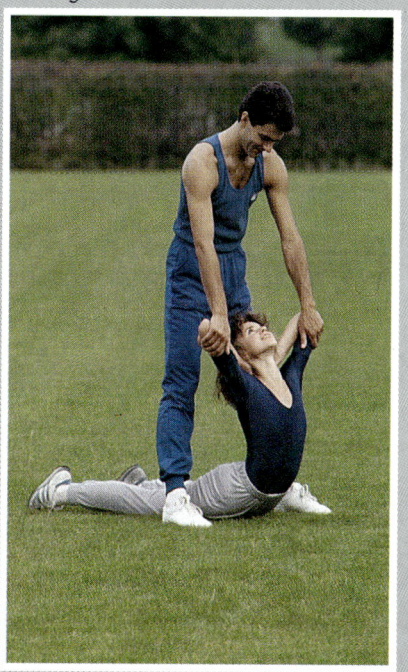

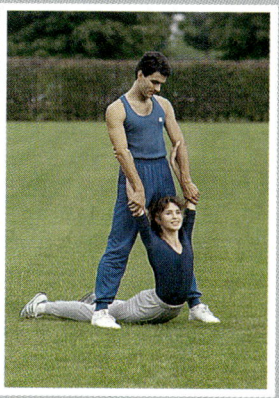

V: Hochziehen an gestreckten Armen

Stretching zu zweit

Grundübung 77

Die Partner stehen mit den Rücken zueinander, die Beine sind leicht gegrätscht, die Arme in gestreckter Hochhalte sind an den Händen gefaßt. Ein Partner geht tief in die Knie und lädt den anderen auf den Rücken, bis die Beine frei hängen. Der tragende Partner streckt die Beine durch und sucht einen sicheren Stand, in dem er den anderen einige Zeit halten kann. Dieser sucht volle Entspannung, so daß er ein angenehmes Gefühl der Körperstreckung empfindet.

Grundübung 78

Ein Partner faßt in der Rückenlage mit den Händen um die Fußknöchel des zweiten Partners und richtet sich zur Brücke auf. Nun greift der helfende Partner von außen unter die Schulterblätter (nicht an den Schultern oder Armen) und zieht die Schultern zunächst nach oben und sodann vorsichtig zu seinen Beinen. In der Brücke sollen die Arme völlig gestreckt sein, der Kopf bleibt im Nacken, und die Beine versuchen sich zu strecken. Beachtet man dies, so ist keine Gefahr der Überbelastung für die Wirbelsäule gegeben, da die Krümmung hauptsächlich aus dem flexiblen Brustwirbel- und Schulterbereich erfolgt.

Grundübung 79

Ein Partner befindet sich in Rückenlage, die Beine sind nahe zum Gesäß angewinkelt und die Knie zu beiden Seiten abgelegt. Der zweite Partner kniet im Fersensitz, umschließt die Füße mit seinen Knien und bietet dadurch einen Halt. Der kniende Partner faßt auf die Knie und vergrößert sanft die Spreizung.

Variation

■ Der dehnende Partner grätscht die Beine in senkrechter Hochhalte, während der zweite Partner, der sich nun zum Kniestand aufgerichtet hat, diese Position mit den Beinen abstützt und so den Hüft-Bein-Winkel etwa rechtwinklig hält. Durch vorsichtigen Druck auf die Oberschenkelinnenseiten die Grätsche erweitern.

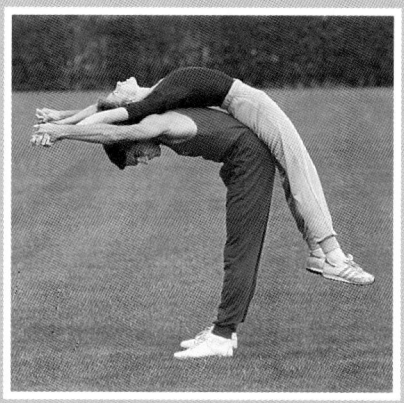

G77: Entspannte Überstreckung des gesamten Körpers

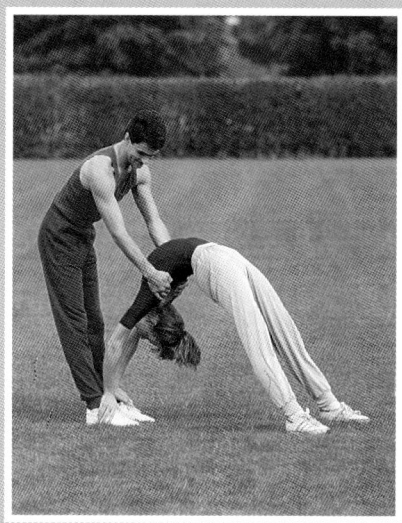

G78: Brücke mit unterstützendem Zug an den Schulterblättern

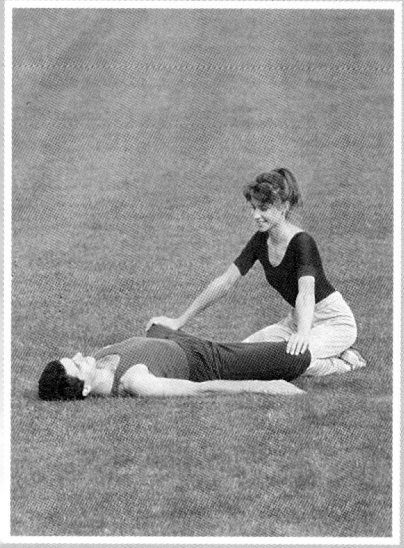

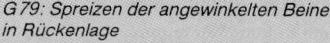

V: Grätschen der gestreckten Beine

G79: Spreizen der angewinkelten Beine in Rückenlage

Stretching zu zweit

Grundübung 80
Ein Partner befindet sich im Fersensitz mit leicht geöffneten Knien. Der zweite Partner liegt auf dem Rücken, der Kopf liegt zwischen den Knien des Partners, die Hände greifen zu den Fersen. Aus der Rückenlage die gestreckten Beine in die Hochhalte bringen, wo der sitzende Partner die Knöchel von innen umfaßt und von da aus die Beine gleichzeitig grätscht und zu sich zieht. Je nachdem, ob der Zug nach vorne oder unten erfolgt, wird die Beininnenseite oder die rückwärtige Beinmuskulatur gedehnt.

Grundübung 81
Beide Partner sitzen sich im weiten Grätschsitz gegenüber, die Füße berühren sich und die Hände sind gefaßt. Ein Partner lehnt sich zurück und zieht damit den anderen in die Grätsche.

Grundübung 82
Ein Partner sitzt in der weiten Grätsche, der zweite Partner kniet ihm gegenüber im Fersensitz. Der wohl günstigste Abstand ergibt sich, wenn Knie und Fersen sich ungefähr auf einer Linie befinden. (Dies kann je nach Beweglichkeit und Größenverhältnissen individuell abweichen.) Die Hände sind gefaßt. Indem der kniende Partner sich langsam zurückneigt, den Kopf zurücknimmt und die Beine dehnt, zieht er seinen Partner in die Oberkörpervorbeuge. In einer Stellung, die für beide eine angenehme Dehnung darstellt, verbleiben und entspannen. Langsam wieder aufrichten.

Grundübung 83
Beide Partner knien sich gegenüber im Fersensitz, die Knie berühren sich, und die Hände sind sicher gefaßt. Während ein Partner sich langsam zurücklehnt, bietet der zweite Partner sicheren Widerstand, so daß der erste Partner auch den Kopf zurücknehmen kann und in dieser Streckung Entspannung findet. Nur so weit zurücklehnen, daß auch noch Atmen möglich ist. Langsam zur Ausgangsstellung zurückkommen.

G 80: Weites Beingrätschen mit gleichzeitigem Hüftbeugen

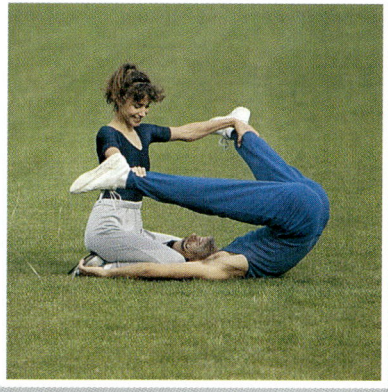

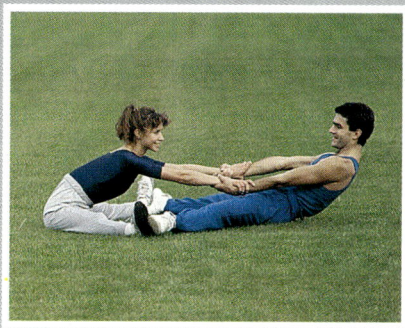

G 81: Gegenseitiges Ziehen in den weiten Grätschsitz

G 82: Oberkörpervorbeuge in den Grätschsitz und gleichzeitiges Zurückdehnen des Partners im Fersensitz

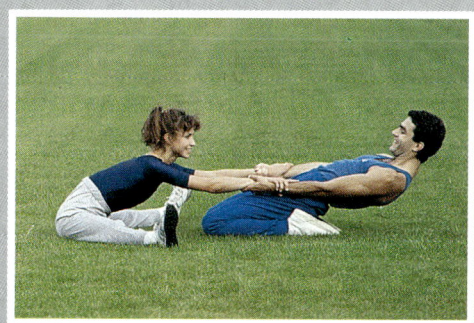

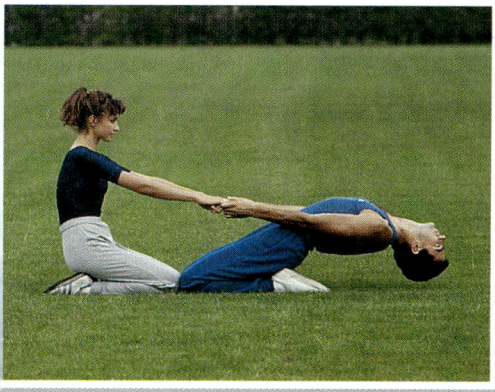

G 83: Kontrolliertes Rückbeugen im Fersensitz

Stretching zu zweit

Grundübung 84
Ein Partner liegt auf dem Bauch,
die Beine sind abgewinkelt und der
Kopf liegt entspannt am Boden.
Der andere Partner kniet am Fuß-
ende und drückt beide Füße zum
Gesäß. Ein Ziehen soll an der
Oberschenkelvorderseite spürbar
werden.

Variation
■ Die Dehnung wird intensiver,
wenn der helfende Partner zusätzlich das Knie anhebt. Dazu kniet er
seitlich zum Partner und faßt mit einer Hand unter sein Knie und hebt
es, während die andere Hand weiter die Ferse zum Gesäß drückt.
Der liegende Partner versucht, das
Becken entspannt am Boden liegen zu lassen.

Grundübung 85
Ein Partner liegt auf dem Bauch,
der andere steht mit dem Blick zu
den Füßen mit gegrätschten Beinen über ihm. Er umfaßt ein Bein
am Unterschenkel im Flechtgriff
und zieht es gestreckt vorsichtig
nach oben. Der Partner in Bauchlage bleibt entspannt und möglichst
mit beiden Hüften am Boden. Nur
so weit hochziehen, als es noch als
angenehm empfunden wird.

Variation
■ Beide Beine an den Unterschen-
keln fassen und nach oben ziehen.
Die Beine sind dabei hüftbreit gegrätscht.

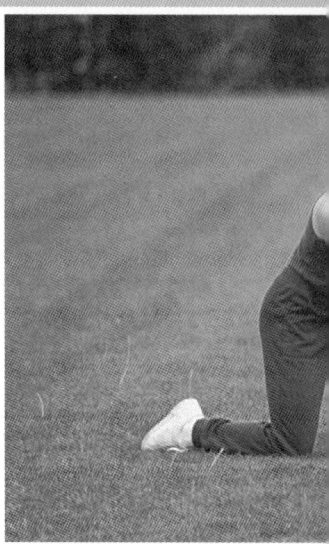

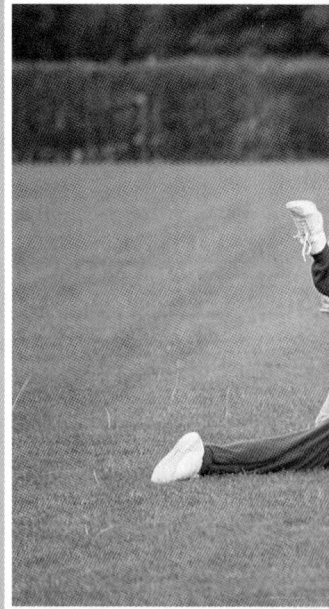

112

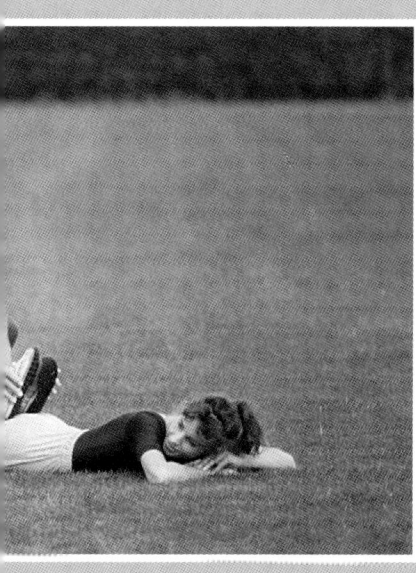

G84: Beidbeiniges Anfersen zur Dehnung der Oberschenkelvorderseite

V: Einbeiniges Anfersen mit gleichzeitigem Anheben des Knies

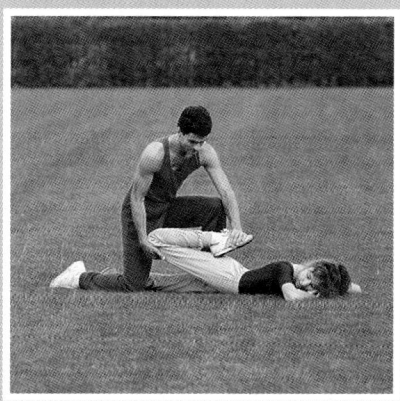

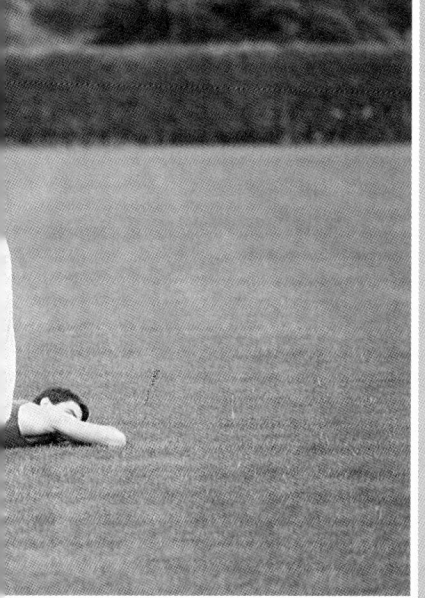

V: Vorsichtiges Hochziehen beider Beine

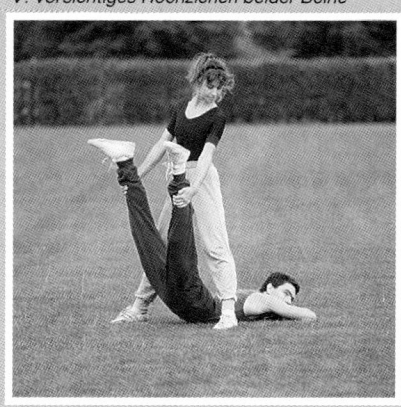

G85: Dehnen der vorderen Beinmuskulatur durch Anheben des gestreckten Beines

Stretching zu zweit

Grundübung 86
Ein Partner sitzt im Strecksitz, der andere Partner kniet dicht hinter ihm und unterstützt durch ein Vorverlagern des Körpers dessen Oberkörperbeuge. Er sollte betont mit der Hüfte nach vorne drücken, damit die Schubwirkung vor allem im Lendenwirbelbereich ansetzt (s. Grundübung 46).

Grundübung 87
Ein Partner greift mit beiden Händen vor dem Körper auf den Boden und spreizt ein Bein gestreckt nach oben ab. Dieses wird vom zweiten Partner am Unterschenkel umfaßt und auf die Schulter aufgelegt und so nach oben in die Spreizung gezogen. Mit dem Fuß sichert er das gestreckte Standbein des ersten Partners, so daß dieser nicht zurückrutschen kann.

Grundübung 88
Beide Partner stehen in Gegenüberstellung. Ein Partner hebt ein Bein gestreckt vor-hoch und stützt es gegen die Hüfte des anderen Partners, der zusätzlich die Ferse im Flechtgriff umschließt. Der helfende Partner, der in sicherem, weitem Ausfallschritt steht, verlagert vorsichtig das Gewicht nach hinten und vergrößert die Spagatspreizung des Partners. Dieser hält beide Beine gestreckt und stützt die Hände locker auf seinem Oberschenkel ab, wodurch er den Oberkörper gerade hält.

Dieser Stretch verlangt ein bißchen Übung. Dann allerdings, wenn Sicherheit und Vertrauen in den Partner vorhanden sind, ist es eine hervorragende Dehnung der Beinmuskulatur, denn die Spreizung kann stufenlos der Flexibilität angepaßt werden.

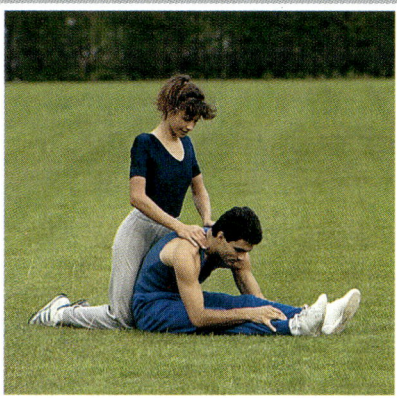

G 86: Oberkörpervorbeuge im Strecksitz mit Schubhilfe durch den Partner

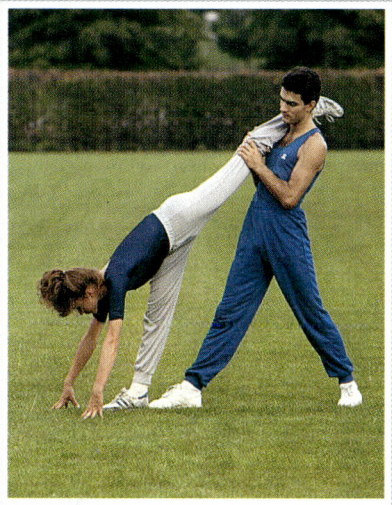

G 87: Rückwärtiges Hochspreizen des gestreckten Beines

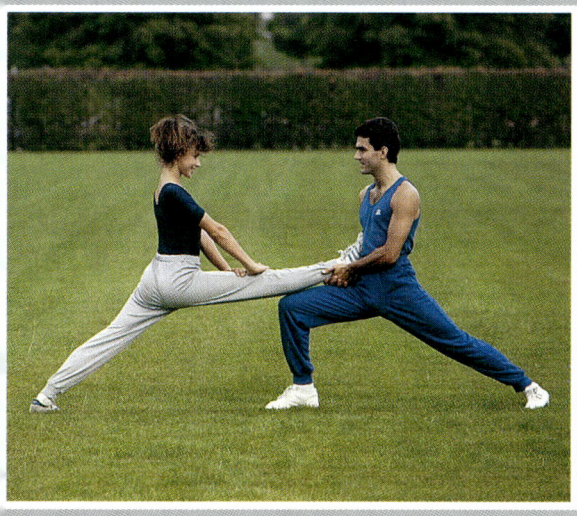

G 88: Vorsichtig kontrolliertes Ziehen in den Spagat

Spezielle Übungsprogramme

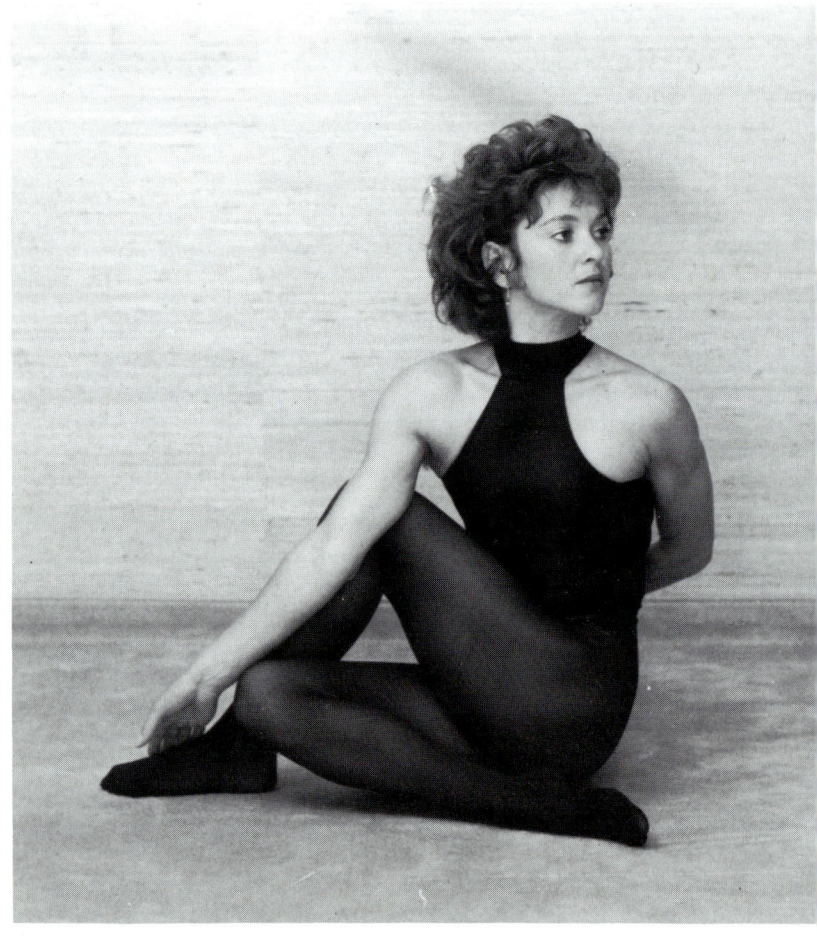

Im folgenden sollen vier ausgewählte Übungsprogramme mit verschiedenen Schwerpunkten die Anwendungsbreite von Stretching aufzeigen.

Die **Übungsfolge für Anfänger** umfaßt 15 Übungen, die einen ausgewogenen Querschnitt durch alle Körperbereiche darstellen und sich als ein möglicher Vorschlag für eine Zusammenstellung von Stretching-Übungen verstehen. Diese Übungsfolge stellt einen Einstieg dar, die im Laufe der Zeit durch Variationen erweitert und abgeändert werden kann. Jeder wird bald seine eigenen Stärken und Schwächen entdecken und bestimmte Übungen bevorzugen, die ihm besonders gut tun.

In den zwei folgenden Programmen sind jeweils 15 Übungen ausgewählt, die bei Nacken- und Rückenschmerzen und bei langer sitzender Tätigkeit Ausgleich schaffen.

Nacken- und Rückenschmerzen haben ihre Ursache häufig in muskulären Verspannungen. Die Übungen setzen daher den Dehnungsschwerpunkt auf die Muskeln des Schultergürtels, wo sich bei Verspannungen der typisch stechende Schmerz einstellt. Daneben wird die Wirbelsäule gestreckt und gedreht. Falls jedoch Schäden oder Verletzungen an der Wirbelsäule als Ursache möglich sind, sollte vor der Selbsthilfe ein Arzt zu Rate gezogen werden. Hier wie auch beim nächsten Programm ist die Reihenfolge möglichst einzuhalten, da Wert darauf gelegt wurde, daß abwechselnd und ausgewogen belastet wird.

Langes Sitzen macht unwohl. Wieso, das ist leicht ersichtlich: Die Bauchdecke ist erschlafft und meist mit einem Gürtel einge-

schnürt, die Brustkorbbewegungen sind eingeengt, und sind zusätzlich die Beine übergeschlagen, steht das Becken schief und ist nach hinten abgekippt. Die Folgen sind Flachatmung, Rückenschmerzen, Verdauungsstörungen oder »nur« ein bleiernes Gefühl. Die Stretching-Übungen sind daher nach folgenden Schwerpunkten ausgewählt:

■ Dehnung der Brustmuskulatur und dadurch Öffnung des Brustkorbes.
■ Überstreckung und Verwringung des Körpers, wodurch die Körpervorderseite gedehnt wird.

Das **Programm für Geübte** soll mit seiner Zusammenstellung der 17 schwierigsten Übungen den Abschluß darstellen. Es will als Anreiz für jene stehen, die schon eine gewisse Körperbeherrschung und ein Körpergefühl erreicht sowie auch Lust an Kunststücken haben. Aber Vorsicht ist auch für die »Könner« angebracht, denn solche Übungen verlangen jedesmal intensives Aufwärmen und langes Üben.

Sicher sind die Übungen in dieser Perfektion nicht für jeden ein erreichbares oder erstrebenswertes Ziel. Sie zeigen aber in vollendeter Form die natürliche Ästhetik von Stretching.

117

Ein Einstieg für den Anfänger

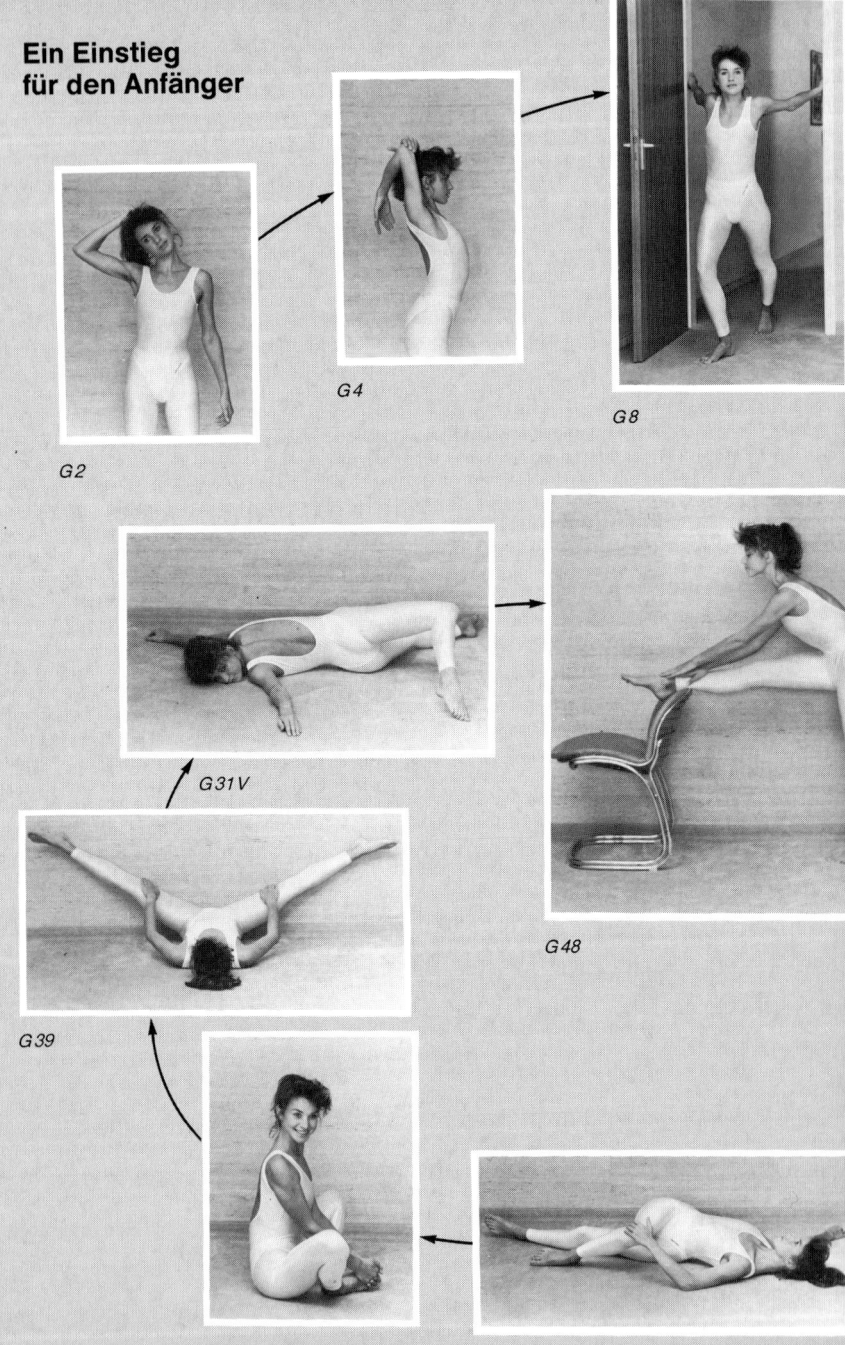

G2

G4

G8

G31V

G48

G39

G36

G43

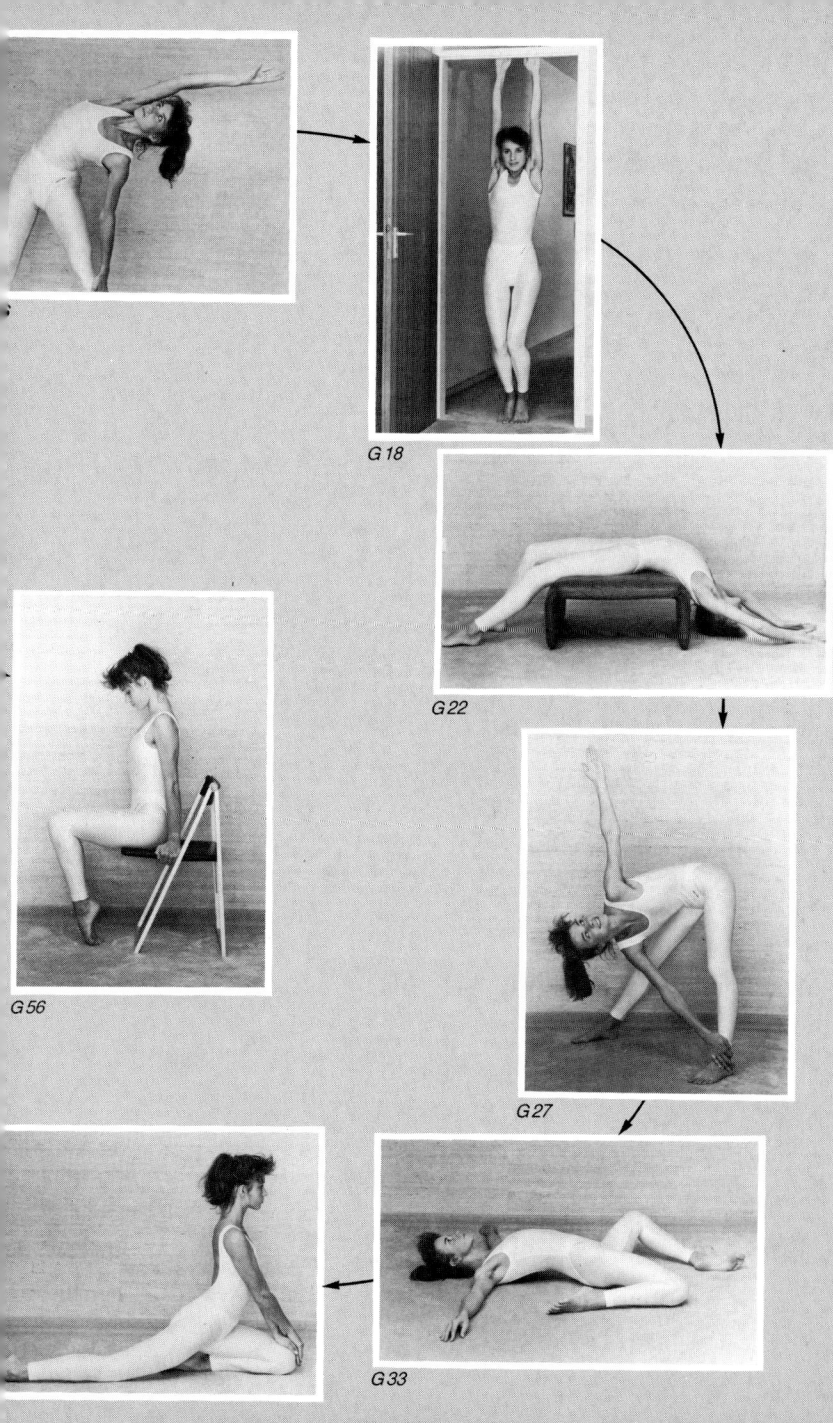

G 18

G 22

G 56

G 27

G 33

Übungen gegen Nacken- und Rückenschmerzen

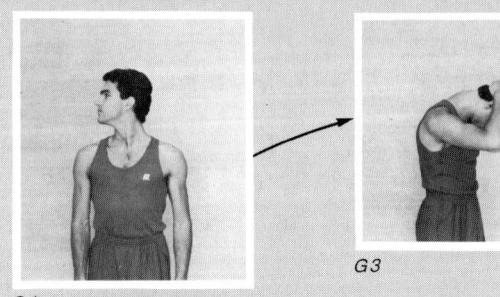

G1

G3

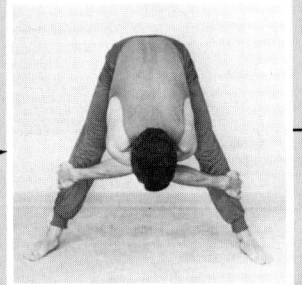

G44V

G27

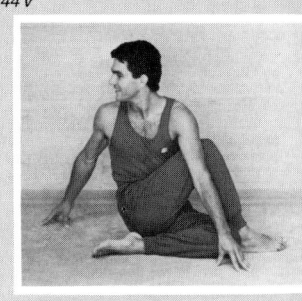

G30V

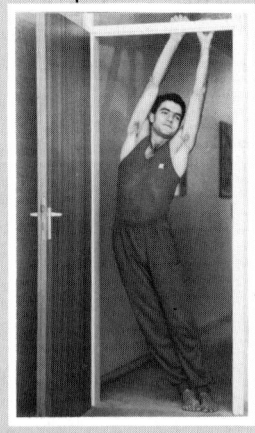

G18V

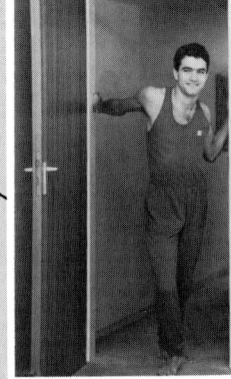

G8V

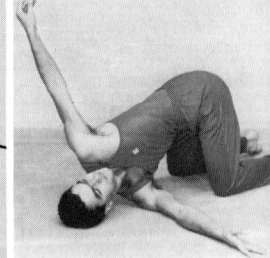

G11V

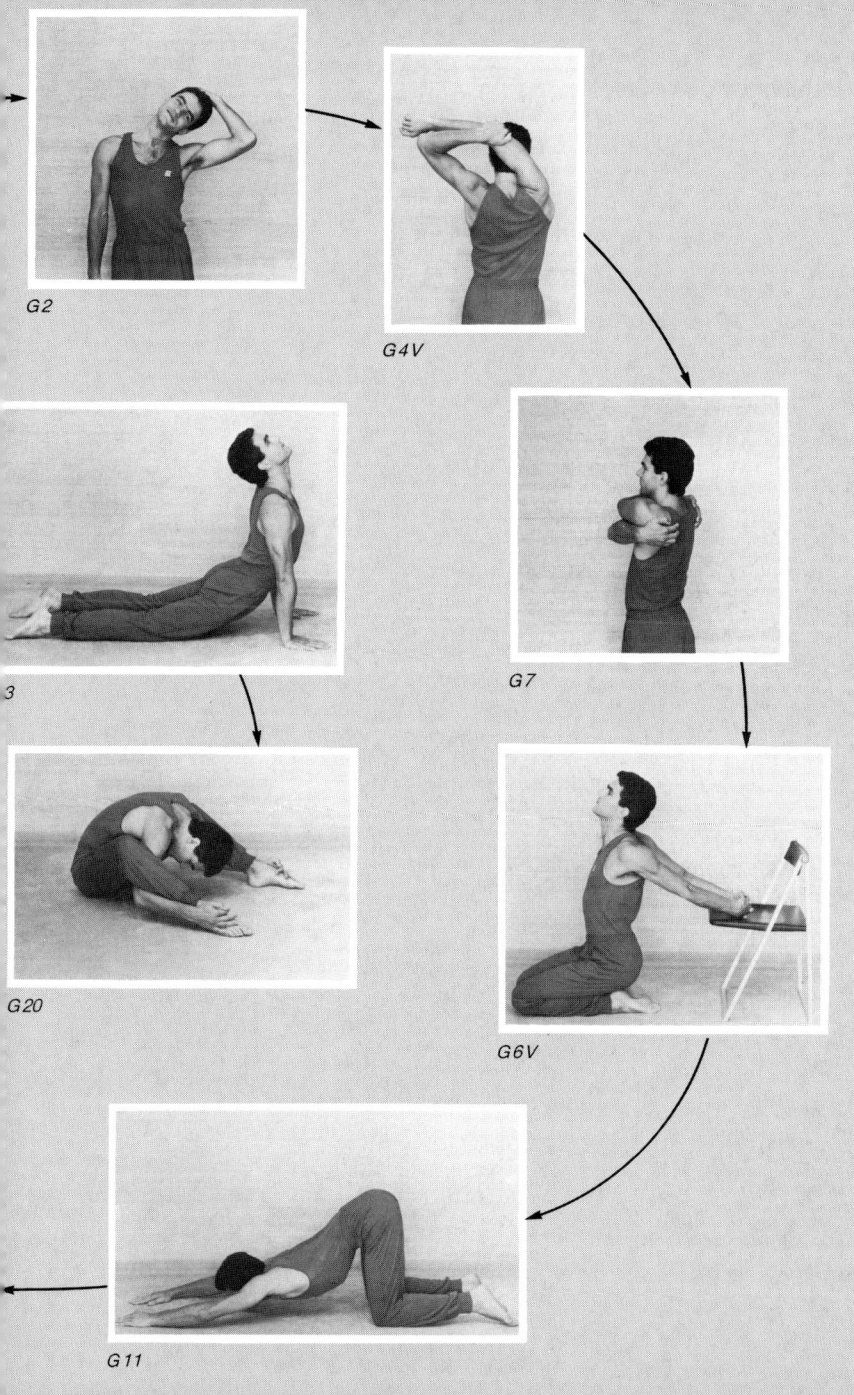

G2

G4V

3

G7

G20

G6V

G11

Ausgleichsübungen nach langem Sitzen

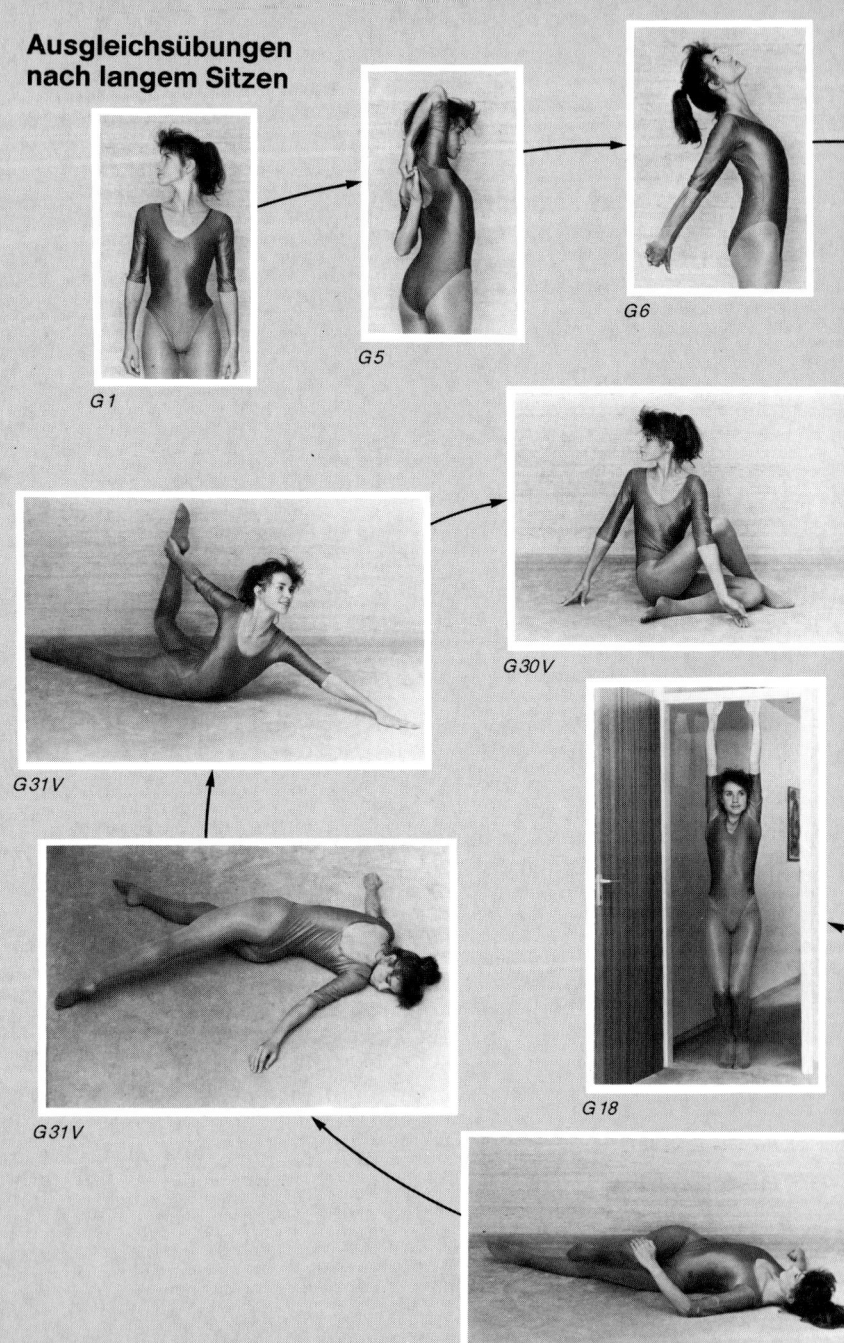

G1

G5

G6

G30V

G31V

G31V

G18

G43

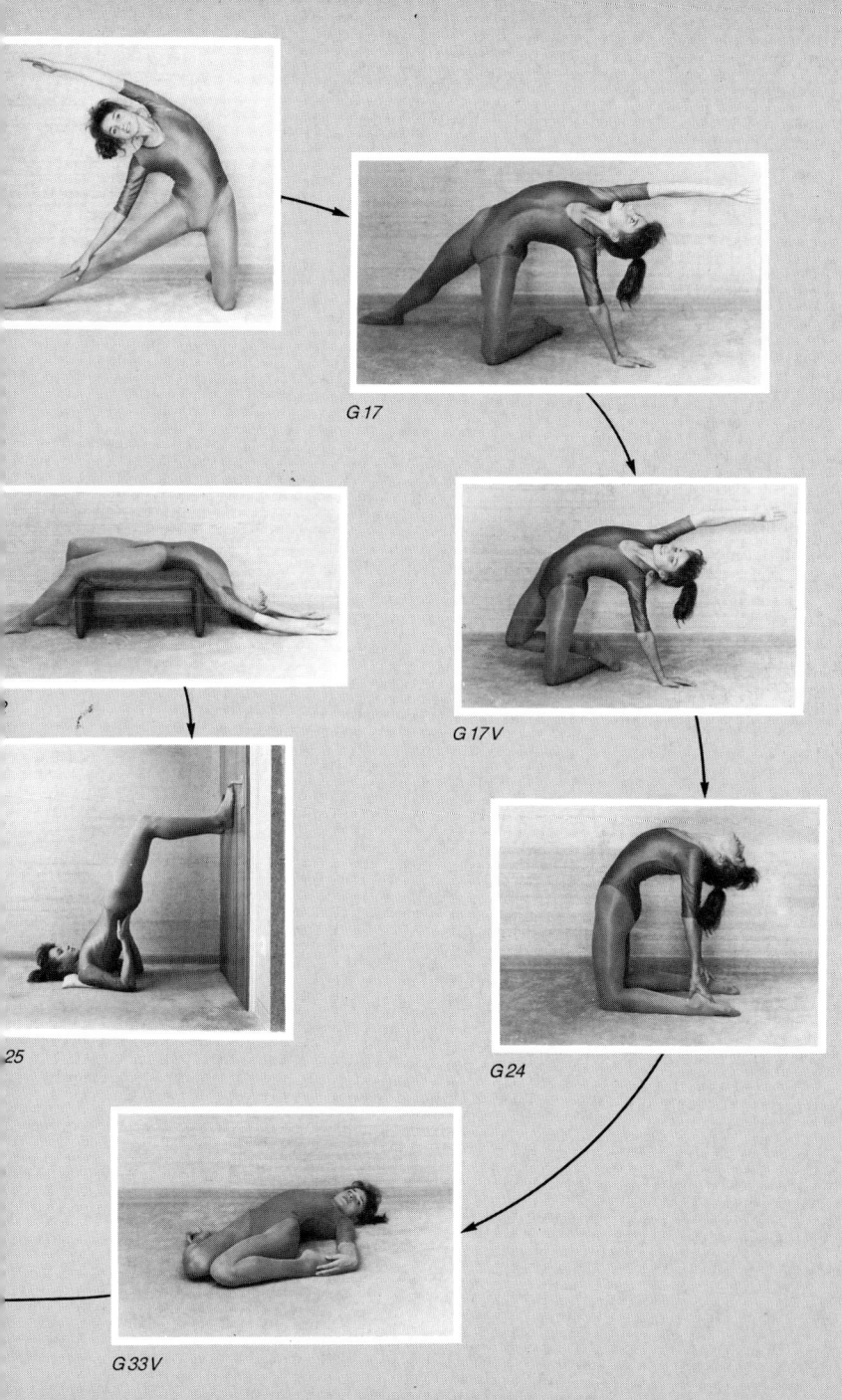

G17

G17V

25

G24

G33V

Für Geübte

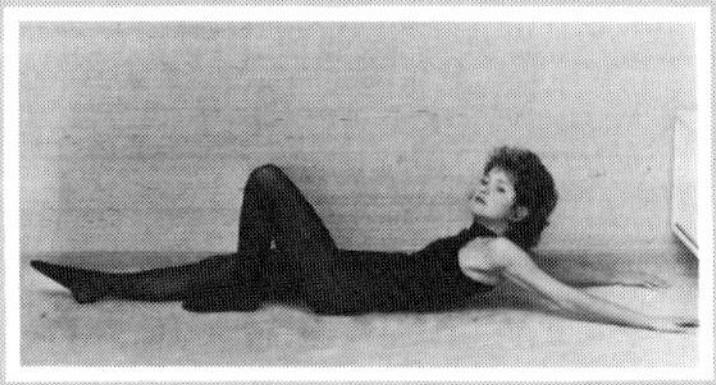

G 10

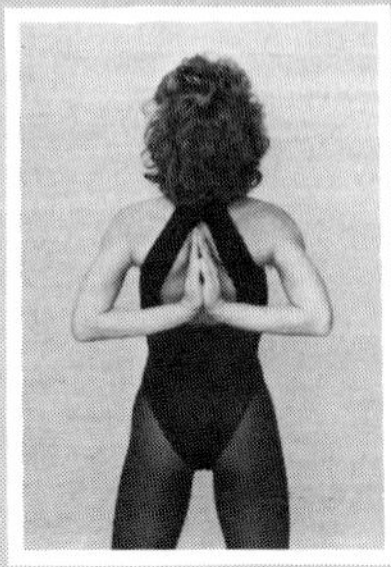

G 15

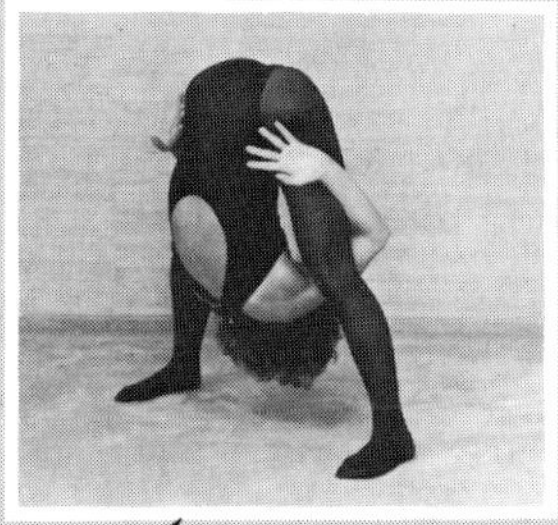

G 44 V

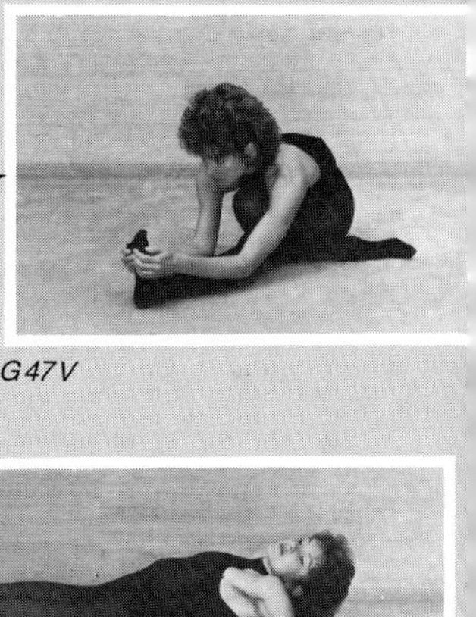

G 47 V

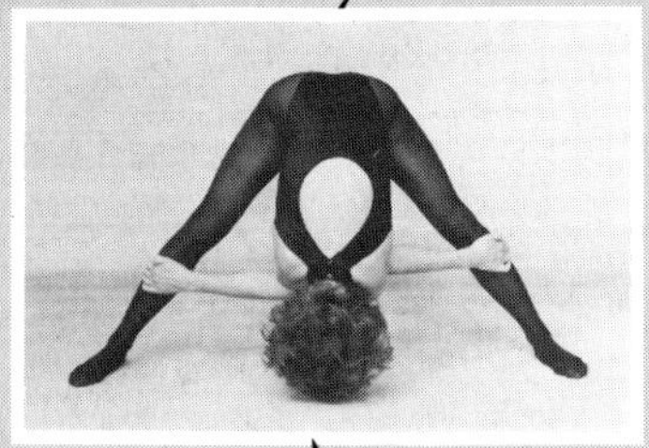

G 44 V

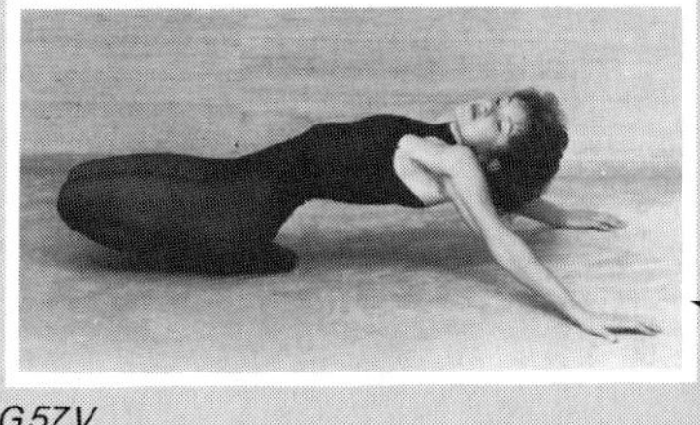

G 57 V

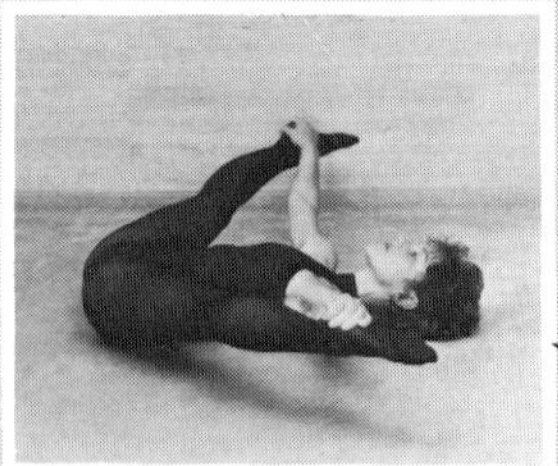

G 40

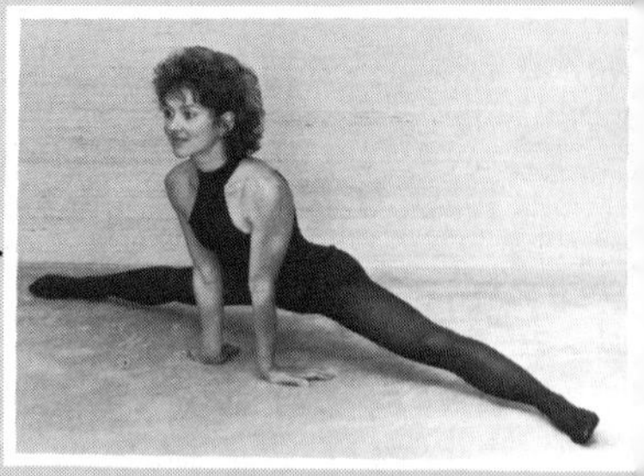

G 41

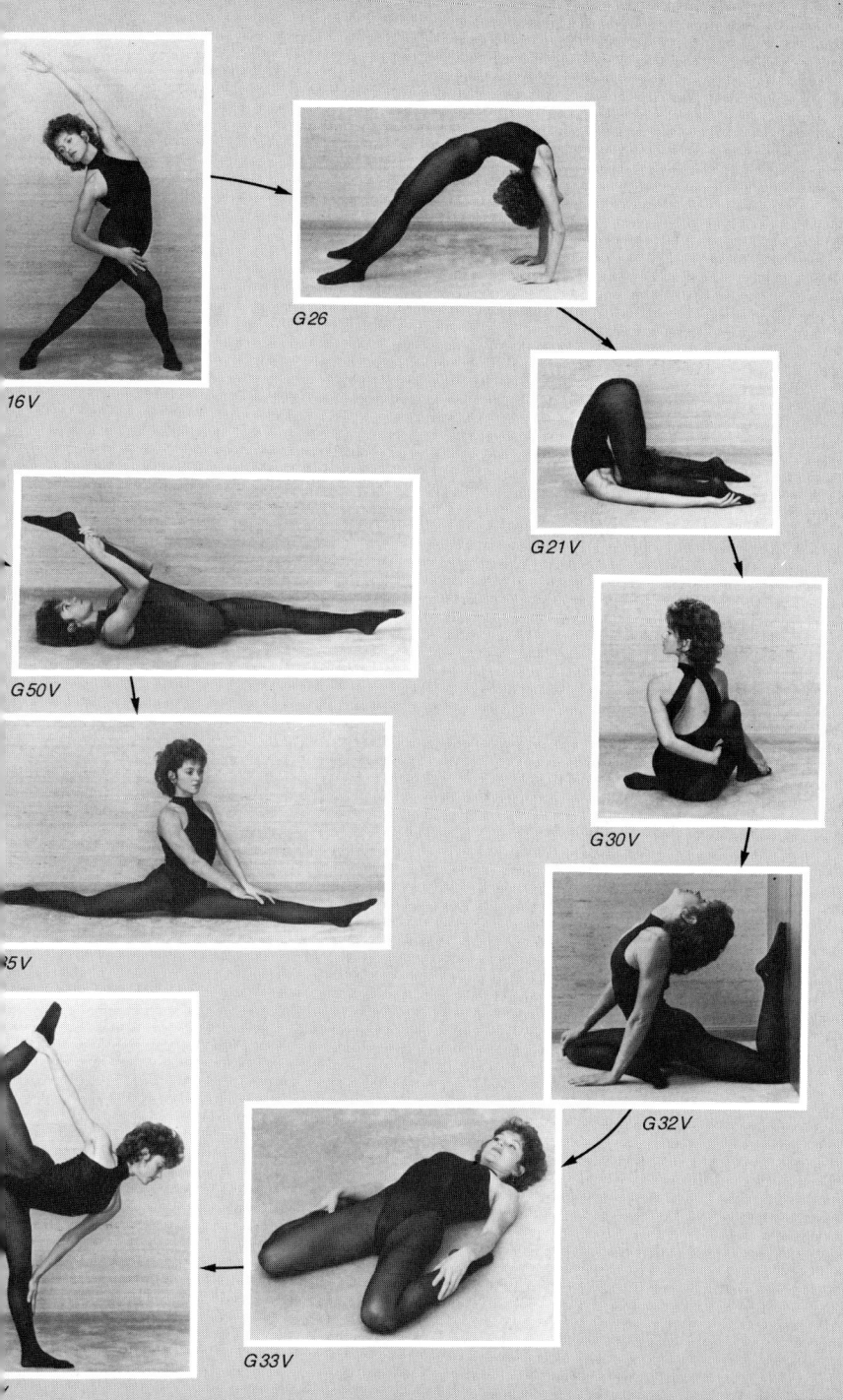

16V

G26

G21V

G50V

G30V

35V

G32V

G33V

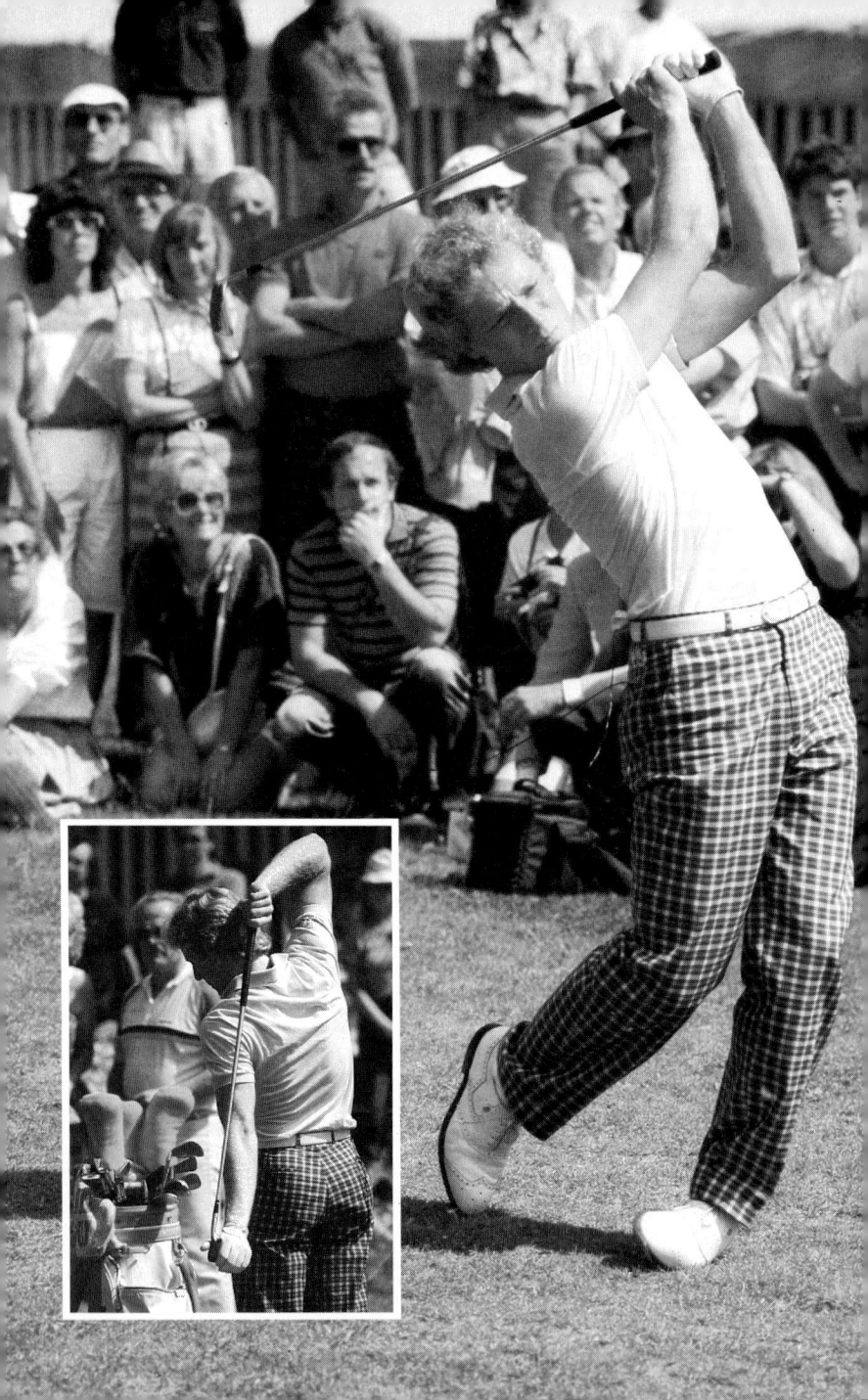

Literaturverzeichnis

ANDERSON, B.: Stretching. Bolinas, Calif. 1980.

BEAULIEU, J. E.: Stretching for all sports. Pasadena, Calif. 1980.

BERNSTEIN, D. A./Th. D. BORKOVEC: Entspannungstraining: Handbuch der progressiven Muskelentspannung nach Jacobson. München 1978².

BLUM, B./F. WÖLLZENMÜLLER: Stretching. Bessere Leistungen in allen Sportarten. Oberhaching 1985.

DORDEL, H.-J.: Die Muskeldehnung als Maßnahme der sportlichen Leistungsverbesserung. In: Leibeserziehung, 2 (1975), 40–45.

DURIG, A.: Über die physiologischen Grundlagen der Atemübungen. Wien 1931.

EINSINGBACH, Th./A. WOJTOWICZ: Stretching aus der Sicht der Krankengymnastik. In: Krankengymnastik, 3 (1985), 156–162.

GROSSER, M.: Gelenksbeweglichkeit und Aufwärmeffekt. In: Leistungssport, 1 (1977), 38–43.

GROSSER, M./S. STARISCHKA/E. ZIMMERMANN: Konditionstraining. München 1983².

HOLLMANN, W./Th. HETTINGER: Sportmedizin – Arbeits- und Trainingsgrundlagen. Stuttgart/New York 1980².

HORTOBRÁGYI, T./J. FALUDI/J. TIHANYI/ B. MERKELY: Effects of intense »Stretching«-flexibility training on the mechanical profile of the knee extensors and on the range of motion of the hip joint. In: International Journal of Sports Medicine, 6 (1985), 317–321.

KALLMEYER, H.: Heilkraft durch Atem und Bewegung. Heidelberg/Haug 1975².

LETZELTER, M.: Trainingsgrundlagen. Reinbek 1978.

LUCAS, R. C./R. KOSLOW: Comparative study of static, dynamic and proprioceptive neuromuscular fascilitation Stretching techniques on flexibility. In: Perceptual and Motor Skills, 58 (1984) 2, 615–618.

DE MARÉES, H.: Sportphysiologie. Köln-Mühlheim 1981.

MARTIN, D.: Grundlagen der Trainingslehre. Teil 1. Schorndorf 1979².

MOELLER, M. H. L./B. E. OEBERG/J. GILLQUIST: Stretching exercise and soccer. Effect of stretching on range of motion in the lower extremity in connection with soccer training. In: International Journal of Sports Medicine, 6 (1985) 1, 50–52.

PAROW, J.: Atemfibel. Stuttgart 1983⁵.

RHYNER, H.: richtig yoga. München 1984.

SPRING, H.: Was bringt Stretching? In: Schweizerische Zeitschrift für Sportmedizin, 33 (1985), 21–24.

STERNAD, D.: Gymnastik. Beweglichkeit, Kräftigung und Ausdauer für alle. München 1984.

TITTEL, K./H. SCHMIDT: Die funktionelle Anpassungsfähigkeit des passiven Bewegungsapparates an sportliche Belastungen. In: Medizin und Sport 4/5/6 (1974), 129–134.

TITTEL, K.: Beschreibende und funktionelle Anatomie des Menschen. Stuttgart/New York 1978⁸.

WEINECK, J.: Optimales Training. Erlangen 1980.

WEINECK, J.: Sportanatomie. Erlangen 1983.

Spitzensportler aller Sportarten betreiben Stretching als ein Mittel zur allgemeinen Leistungssteigerung, Optimierung ihrer Technik sowie als körperliche und geistig-seelische Vorbereitung vor dem Wettkampf, hier zum Beispiel Bernhard Langer.

Weitere BLV Bücher – speziell für Sie ausgewählt!